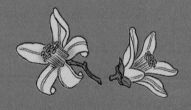

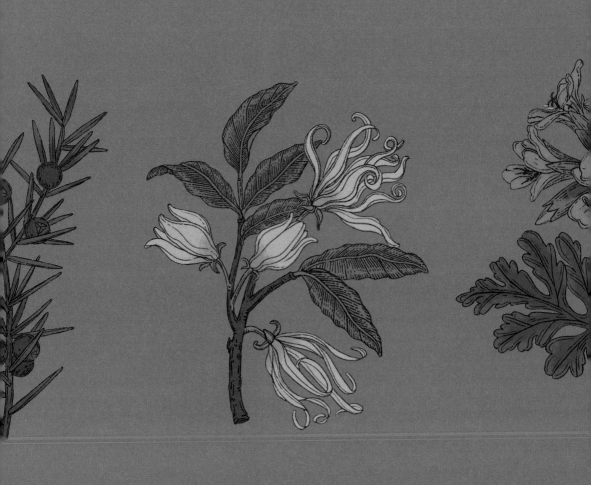

Valerie 林采蓉／著

精油配方
366

60種基礎精油　366個日常配方　用香氣開啟你的每一天

值得信賴的居家芳療師在側！

....

替你量身打造366個配方

想像一種充滿儀式感的日常：隨手翻開一頁，指尖輕觸文字，與香氣對話——也許是一抹清新的柑橘調，喚醒晨間的活力；也許是一絲柔和的花草香，撫慰疲憊的心靈，無論晴雨陰霾，每一天都是一個香氛驚喜！不是單純的閱讀，而是一場與自然的相遇，為身心注入能量與平衡。

我們知道，許多人初接觸芳療時常感到迷茫——

「不好意思問，怕顯得很外行……」

「買了一堆精油，可是用過幾次後就不知道怎麼搭配……」

《366精油配方》以60種精油，創造出專屬一年366天的香氛旅程，涵蓋節氣、節日、情境與身體需求，讓你輕鬆找到解決生活難題的精油秘方。從居家清潔到睡眠舒壓，每一頁都是一份為你量身打造的芳香禮物。你會發現，精油不再只是收藏在櫥櫃裡的瓶瓶罐罐，而是生活中的必需品。芳療將真正融入你的日常，為生活增添儀式感與幸福感。

這本書不僅是一冊配方集，更是一位可以「對話」的居家芳療好友。當你感到迷茫時，隨手翻開，或許那一頁正藏著解

答你當下需求的香氣秘方；當你對某瓶精油充滿好奇，它又如字典般指引你探索多種應用可能；若你喜歡有規律的安排，也可按日期尋找靈感，跟隨四季的節奏，感受每一日專屬的香氛陪伴。無論哪種方式，《366精油配方》都將成為你的寶庫，隨時提供溫暖的支持與啟發。

這本書的契機，來自我與精油結緣的多年間，它們不僅改變了我的生活，也成為陪伴他人度過挑戰的無聲力量。我希望藉由這本書，讓更多人感受到精油的美好，創造屬於自己的香氣記憶，讓平凡的日子充滿驚喜。

不論你是芳療的新手，還是已有豐富經驗的使用者，這本書都會是一位你值得信賴的芳療師好友！願每一個配方都像一束溫暖的光芒，點亮你的生活；願每一天的香氣，都能成為你前行的力量，陪你擁抱健康與幸福。

未來的366日，讓我們一起，用精油書寫生活的每一頁！

目次

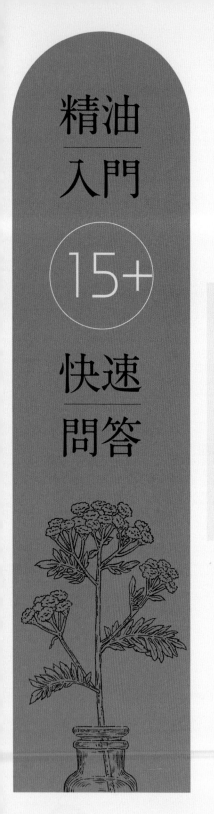

精油入門

15+

快速問答

精油是什麼？

Q1

從植物的花朵、果實、葉片、枝幹或樹脂等部分，以蒸餾、冷壓、溶劑等方法萃取出具有香味的精華，主要成分是有機化合物。

單方和複方是什麼？

Q2

單一一種植物提煉出的精油稱為單方，例如：薰衣草、玫瑰等。將超過一種精油按照特定比例調配在一起，就是複方精油。

精油溶於水嗎？

Q6

精油是油質性狀，難溶於水，但除了油以外有可微溶的成分。用熱水較容易沖散精油，也可以用鹽、酒精等作為中介，再加入水中。

精油可以吃嗎？

Q7

精油並不符合食品規範的法規，又是濃度極高的植物精華，有些成分甚至具有刺激性，因此所有精油都不能吃。

不當使用精油

Q11

會有什麼症狀？

精油接觸皮膚的濃度如果太高，可能產生過敏或化學灼傷。過敏通常很快會發熱、發紅或發癢，化學灼傷則會覺得皮膚怪怪的、慢慢會有刺痛或灼熱感。

承上題，過敏或化學灼傷的話

Q12

該怎麼辦？

先以大量清水沖洗，並觀察是否有明顯發紅或其他症狀。若沖水後還是不舒服，可以用基底油輕輕塗抹或泡在水中。若持續有灼痛感就需送醫了。

精油有不純的問題嗎？

Q3

天然植物精油是 100% 的純精油，但可能會有人為的稀釋或添加香精等，因此最好選擇成分標示清楚的產品，並向有信譽的商家購買。

如何辨識精油的品質？

Q4

並沒有可以適用於所有精油的統一方法，但不同的精油可以就色澤、濃稠度和香氣三個角度去辨識，詳細請參考書中各精油的介紹。

精油的基本用法？

Q5

純精油可以擴香，加入植物油中可以按摩。另外也可以加上酒精、調成香水或香氛噴霧，泡澡或加入洗髮精中使用等。

怎麼聞精油？

Q8

由於精油的瓶塞、蓋子仍是塑膠材質，想聞精油時建議還是使用擴香工具或滴出一滴在衛生紙上吸嗅較為安全。

怎麼滴精油？

Q9

仔細看精油瓶中，有一根長長的透氣管，可調整精油滴出的速度。將瓶身斜拿，遇到黏稠精油讓透氣管在上方、會滴太快的則讓透氣管在下方。

精油怎麼保存？

Q10

精油怕光，因此包裝都是用深色瓶身。保存時需放在陰涼、不會曬到陽光的地方。另外請把蓋子旋緊，避免精油與空氣接觸而氧化變質。

一般狀況下使用精油

Q13

會過敏嗎？

含有樟腦、龍腦成分的精油會導致蠶豆症患者的過敏反應，柑橘類精油則有光敏性，塗抹後需避免日曬，初次使用時應進行皮膚測試，確保不會產生刺激或過敏。

精油用多了會中毒嗎？

Q14

部分精油中有酮類、醚類、氧化物或水楊酸等成分，長期、高劑量使用可能中毒。需評估自身狀況，謹記精油不可直接接觸皮膚，複方精油也能降低刺激性。

可以每天都用

Q15

喜歡的精油嗎？

精油是高濃縮物質，為了避免嗅覺疲勞導致用量越來越高，擴香的話請避免三天以上連續使用相同配方，按摩則建議一週一到三次即可。

精油主要使用方式

01 擴香

我們鼻子中的嗅覺細胞直通大腦，因此「用聞的」是最快速也有效的精油使用方式之一。

| 衛生紙 |

雖然稍嫌不美觀，但把配方滴在衛生紙上是最簡單的使用方式。可以在睡覺時放在頭部附近、放在書桌上或塞進球鞋中除臭；不需額外添購相關芳療器材。

| 擴香木、擴香竹 |

沒有上漆的木棍或竹子可以吸附精油擴香，同時作為室內擺飾。雖然坊間也有水晶擴香，不過由於礦物並不吸附精油，因此需定期清洗油垢。

| 精油水氧機 |

在水中滴入精油、以加濕器的原理將氣味擴散至空氣中。精油加水之後用量低，因此相對性價比高，不過會增加空氣中的濕度。

| 負離子擴香儀 |

把純精油滴入後透過震盪霧化，再釋出至空氣中，能聞到最完整的精油香氣。材質多以玻璃為主，缺點是易碎且價格較昂貴。

| 改良式香氛機 |

以水氧機超音波霧化的原理改良而成，不須加水。大多是耐精油的塑料材質，擴香效果佳。使用純精油時容易阻塞，可用酒精稀釋後再使用。

| 香薰燈 |

由於受熱會導致精油成分改變，建議選擇插電且有中溫溫控的類型，持續溫度不要超過60度。

 精油不要湊瓶口聞

有些人會想，既然精油用聞的就有效，那麼不如想聞時打開瓶口聞一下，也不需要特別擴香，不是最方便嗎？

但由於瓶口為塑膠材質，透過瓶口嗅聞可能導致成分有差異，加上如此一來，也會使得精油經常與空氣接觸，導致成分改變或揮發更迅速。因此還是建議以上述的擴香方式，享受精油的美好。

02 按摩

純精油不可直接接觸肌膚，因此用於按摩，必須與基底油（也稱為植物油）調配。

| 基底油有哪些？ |

常見的有甜杏仁油、葡萄籽油、橄欖油、酪梨油、荷荷巴油、玫瑰果油、小麥胚芽油等，除了有助於吸收，也能潤澤肌膚。

可以搭配膚質選擇合適的基底油。乾性、熟齡膚質適合荷荷巴油；中性、混合性膚質可使用甜杏仁油；怕負擔的油性膚質則可選擇葡萄籽油。

| 用於按摩的精油濃度 |

以體重50公斤的成人為例：

1. 眼睛四周、黏膜組織（例如陰道，口腔）是身體最敏感的地方，最多只能承受1%以下的濃度。

2. 臉部、孕婦的下腹、胸部等與生理有關的部位，約在1%-3%的濃度。

3. 身體四肢等約3%-5%的濃度。

若是嬰幼兒或寵物，濃度須以1/10計算。

較刺激的特定精油如薄荷、柑橘類精油等，也需要特別留意比例。

任何超過以上範圍限定的用法，請務必諮詢專業人員。

| 如何計算濃度 |

1滴精油約是0.05ml，因此1ml基底油搭配1滴精油，就是5%。

用於全身，一次約使用7-10ml的按摩油，用於臉部，一次的用量約1-3ml。若一次無法用完，可保存於清潔過的玻璃瓶中，置於室溫避光處，最好於兩週內用完。

放在冰箱可以保存更久，但不可時常拿進拿出，請在使用前取出適量、恢復至接近體溫時再使用。

以下為快速換算表：

基底油	精油	濃度
10ml	10 滴	5%
10ml	6 滴	3%
10ml	2 滴	1%

 可以每天用精油按摩嗎？

皮膚對按摩油的吸收有一定限度，所以最適合的按摩頻率是一週一到三次，也就是最多兩天一次。

03 香水

把精油與酒精（建議是95%最佳）按比例調配，就是精油香水。其實在中古世紀，精油的主要用途就是作為香水之用。

調配的精油濃度可以從10%起（1ml的精油加入9ml的酒精），到50%（精油酒精各半）甚至更高都可以，因為這是香水，只要不接觸皮膚就不受精油的濃度限制，那麼濃度到底應該多少呢？完全就看你想調出來的香味濃度與持久度，精油濃度越高，當然越香也越持久。一般會建議保持在20%以內，太濃烈了也會適得其反。

04 泡澡

將3-5滴精油加入一浴缸的水中即可享受精油浴。

05 其他

還有製作成芳香噴霧、香膏、加入無香洗髮精中使用等多種應用方式，請詳見各配方中的說明。

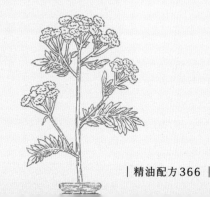

如何使用本書

❶ 搭配精油
適合與主題精油做搭配的精油。

適合搭配的精油
天竺葵 / 佛手柑
迷迭香

▌ 葡萄柚精油 ▌
Citrus paradisi

❷ 主題精油
為每個月份挑選4-6種容易取得的精油。

18世紀，一位英國船長在西印度群島發現了葡萄柚，將這個水果從英國傳向全世界，現在已經是在許多地方都大面積種植的重要經濟作物。葡萄柚精油擁有葡萄柚的招牌果香，清新香甜，令人精神為之一振。

身心靈功效

❸ 主要功效

★ 可激勵情緒，有助於減輕疲勞、壓力、焦慮和抑鬱。

★ 促進消化，改善胃痛、腹脹、消化不良等腸胃問題。

★ 抗菌、抗真菌和抗病毒，可用於清潔消毒，如清洗家具、地板、廚房和浴室等。

★ 舒緩和鎮靜肌肉，可減輕肌肉疼痛和緊張。

★ 可改善暗瘡、皮膚炎、乾燥和老化等皮膚上的問題。

葡萄柚精油 FAQ

❹ 問題速查
品質辨識、使用禁忌與保存期限等。

萃取部位	果皮。
種類	常見的有粉紅葡萄柚（pink grapefruit）與白葡萄柚（white grapefruit）兩種，兩者成分相似。香氣上，粉紅葡萄柚味道較柔和，帶有淡淡的甜味，而白葡萄柚則較為清新，帶有明顯的酸味。功效則相仿。
辨識品質	呈淡黃色，氣味應是清新柑橘味，如果氣味過強或過香，可能有添加香料。
使用禁忌	使用時須留意光敏性。目前無明確案例指出懷孕需避免使用。
保存期限	2-3年，若妥善保存可延長。過期的葡萄柚精油可能產生氧化、變質等狀況，不宜再使用。

040 / 041 　　　　二月

❻ 當日配方
以2-4種常見精油組成的專屬配方。

❺ 日期

2月1日／

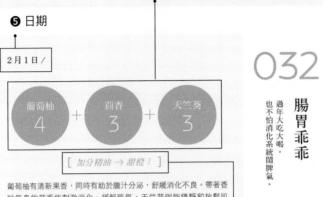

032

過年大吃大喝，
也不怕消化系統鬧脾氣。

腸胃乖乖

[加分精油 → 甜橙 1]

葡萄柚有清新果香，同時有助於膽汁分泌，舒緩消化不良。帶著香
料氣息的茴香能刺激消化、緩解脹氣，天竺葵則能鎮靜和放鬆肌
肉。以此配方按摩油按摩腹部，減低過年期間的腸胃負擔。

❼ 加分精油
剛好有的話適合加入的補充精油。

NOTE 調成濃度 5% 的按摩油使用。

❽ 注意事項
使用方式或需要特別留意的地方。

2月2日／

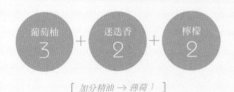

033

讓創意女神葡萄柚，
為你帶來滿滿的靈感！

靈感大爆炸

❾ 精油編號
方便快速查找
的編號，總共
有366個。

[加分精油 → 薄荷 1]

葡萄柚的香氣能帶來明亮舒暢的感受，瞬間置換沉悶氛圍，單萜烯
成分能激發活力。搭配上有「記憶之草」美名的迷迭香，清新的檸
檬和爽快的薄荷，有助於激發創造力和想像力。這款配方很適合用
於辦公室，建議使用擴香儀、水氧機，擴香石亦可。

❿ 配方主題
與節日、星
座、氣候或身
心狀況相關。

葡萄柚精油

| 請注意 |

使用精油時，請挑選可信任的品牌、並諮詢專業人員使用。

精油為輔助性天然療法，請勿視為具治療效果的藥物。若為孕婦、慢性病患者或身心健康有顧慮者，請衡量自身狀況，並在醫生建議下使用。本書編者與出版社不承擔使用精油後所產生的健康相關責任。

書中提及的精油，天竺葵精油以玫瑰天竺葵、洋甘菊精油以羅馬洋甘菊為主。若有其他問題，歡迎至社群提出詢問。

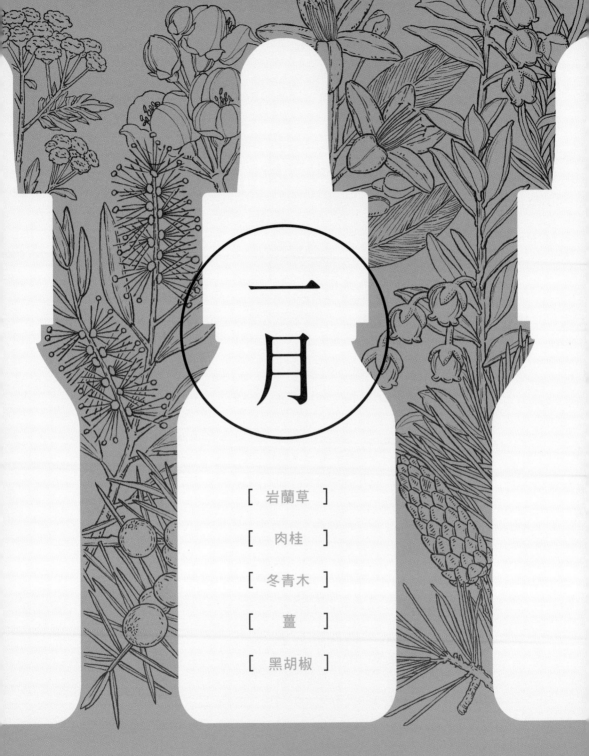

一月

[岩蘭草]

[肉桂]

[冬青木]

[薑]

[黑胡椒]

January

| 節氣 | 小寒、大寒 | 星座 | 水瓶座 | 關鍵字 | 溫暖過冬、補足陽氣、新年新希望

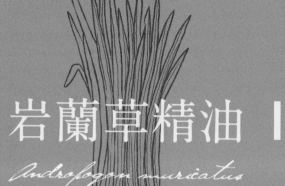

▎岩蘭草精油▎

Andropogon muricatus

岩蘭草具有自然植物精油中最特別的香味：土木香，這是種泥土氣息般
的神韻，可以說是最接地氣的精油香味。在原產地印度，岩蘭草的名稱
即為「鎮定之油」，獨特的氣味能帶來心靈層面的鎮靜與安撫。

身心靈功效

★ 強化內在，維持情緒平穩。

★ 平復緊張等情緒失調或壓力所造成的失眠。

★ 平衡工作壓力與文明病造成的各種症候群。

★ 穩定個人氣場與能量。

★ 與東方五行中的土元素有關，具有開運招財的魔法特質。

岩蘭草精油 FAQ

萃取部位	栽種兩年以上的根部。種植時間越久，萃取出的精油越醇厚。
種類	主要有綠岩蘭草與黃岩蘭草兩種。綠岩蘭草精油來自印度傳承千年的傳統銅鍋蒸餾技術Attar，產區僅限於北印度。使用野生岩蘭草，精油顏色偏綠，泥土香氣濃厚。黃岩蘭草為一般較常見的精油，多來自人工種植的岩蘭草，酯類含量高，精油色澤偏黃，產地遍布全世界。
辨識品質	品質佳的岩蘭草精油質地黏稠，呈深黃褐色，香氣濃厚。
使用禁忌	懷孕或蠶豆症建議以1%比例調配，若無敏感狀況再增加濃度。
保存期限	3年。但岩蘭草精油有「越陳越香」的特性，若保存得宜，存放越久香氣更迷人。

1月1日／

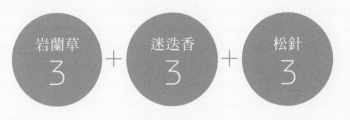

[加分精油 → 馬鞭草 2]

以穿透力與激勵性十足的迷迭香作為前調，醇厚溫和的松針帶來細緻的木質香味，岩蘭草的土木調香性，則帶來腳踏實地的穩定基調。這個配方適合用於一年之始的今天，或想要感到煥然一新、重新出發的時刻。

[NOTE] 松針精油也可用其他松科精油替代。

001

全新的出發

隨時都可以重新開始，隨時也應該讓自己能重新開始。

1月2日／

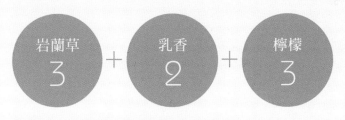

[加分精油 → 佛手柑 2]

利用岩蘭草促進財運的特性，與乳香基調相結合，形成穩定且富有安全感的氣息。檸檬的中調則能夠為這個配方帶來光明與歡樂的感覺。如果加入清新的佛手柑，振奮效果更加分！這個配方也能提振情緒、增加自信心。

002

招財更開運

新年伊始，利用精油香氣帶來正能量，招財更要保平安。

003

平靜安穩

今晚就乘著香氣酣然入夢，以平靜的心情，面對明天的挑戰。

1月3日／

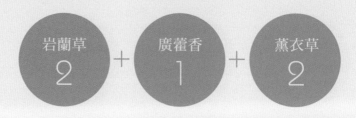

岩蘭草 2 + 廣藿香 1 + 薰衣草 2

[加分精油 → 甜橙 2]

岩蘭草、薰衣草均常用於提高睡眠品質和緩解焦慮，搭配廣藿香，可以營造出令人放鬆、舒適的氛圍。這個配方可改善睡眠問題、減輕壓力和焦慮，將其加入到適合的基底油按摩或擴香，於睡前使用，有助於放鬆身心。

004

奢華香氣饗宴

以四種頂級珍稀精油搭配，令人身心放鬆的香氛米其林盛宴。

1月4日／

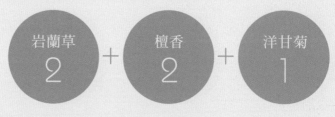

岩蘭草 2 + 檀香 2 + 洋甘菊 1

[加分精油 → 玫瑰 1]

檀香跟岩蘭草在香氣上可說是天作之合，加上洋甘菊與玫瑰，增加香氣的甜度與變化。岩蘭草與洋甘菊均有鎮靜、放鬆的作用，檀香除了減輕焦慮，也為整體香氣帶來木質調的深度。

一月

凜然春日

料峭春風吹酒醒，微冷，山頭斜照
卻相迎。——〈定風波〉，蘇軾。

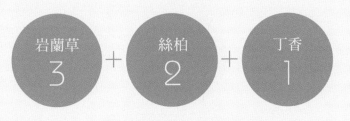

岩蘭草 3 ＋ 絲柏 2 ＋ 丁香 1

[*加分精油 → 依蘭 1*]

令人聯想起冷冽春日的特殊冷香配方。岩蘭草的冷香、絲柏的暖
調、加上丁香的辛辣感，帶來灑脫而充滿活力的感性氛圍，依蘭則
能讓香氣層次更豐富。平靜自信中，讓精神為之一振。

守護陽氣

在天寒地凍的節氣小寒，
將體內堆積已久的寒氣一
併掃除。

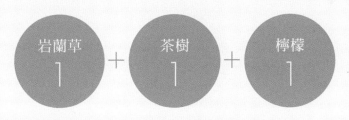

岩蘭草 1 ＋ 茶樹 1 ＋ 檸檬 1

[*加分精油 → 薰衣草 1*]

天冷免疫力易下降，岩蘭草舒緩溫暖的香氣，有助於促進循環、激
勵免疫系統，是小寒首選用油。搭配具有強大抗菌及抗發炎特性的
茶樹與檸檬，可預防並緩解呼吸道感染。以此配方調和成按摩油按
摩背部，提升身體免疫力。

NOTE 調成濃度 5% 的按摩油使用。

007

正能量百分百

不論外在環境如何，
都為自己打造出積極樂觀的結界。

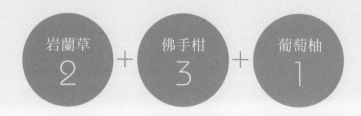

岩蘭草 2 + 佛手柑 3 + 葡萄柚 1

[加分精油 → 檸檬 2]

這款配方能提升自信、帶來樂觀的心情。岩蘭草基調為香氣增添穩定感和安全感，佛手柑的中調帶來內心的平靜感和自信心，葡萄柚、檸檬的明亮柑橘香，則提供清新和振奮的效果。

NOTE　佛手柑、檸檬、葡萄柚若用於按摩，須留意光敏性。

008

綿綿愛意

在柔和浪漫的氣息中，
加深伴侶的感情。

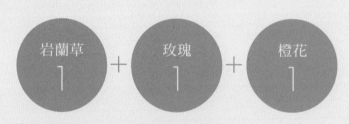

岩蘭草 1 + 玫瑰 1 + 橙花 1

[加分精油 → 依蘭 1]

岩蘭草柔和的土木香氣，可以恰到好處地平衡其他花香調精油，打造出持久且有變化的組合。這款是適合臥室的配方，玫瑰舒緩而浪漫，橙花輕盈而多變，同時也有放鬆效果。依蘭則能帶來濃郁且有深度的花香氣息。

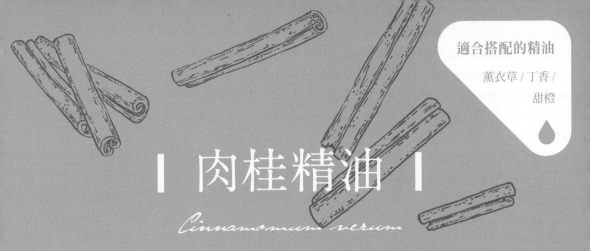

∣ 肉桂精油 ∣

Cinnamomum verum

肉桂的香氣溫暖而厚實，特別適合寒冷的天氣。當你想透過精油配方表達關懷、照顧、安全感時，會是很棒的選擇。用於空間時，肉桂精油可以輕易營造出溫暖情調，因此很適合用於客廳香氛，讓整體氛圍更加舒適自在。

身心靈功效

★ 可以提振心情，減緩情緒不穩定與憂鬱。

★ 可促進消化，緩解胃部不適與消化不良。

★ 具抗氧化和抗消炎特性，協助提升免疫力。

★ 改善呼吸道症狀，輔助清除呼吸道黏液與痰。

★ 促進血液循環，有助於緩解關節疼痛和肌肉疼痛。

肉桂精油 FAQ

萃取部位　分為肉桂葉（cinnamon leaf）與肉桂樹皮（cinnamon bark）兩種。肉桂葉香氣與質地較輕盈，肉桂皮的肉桂醛含量將近肉桂葉的四倍以上，香味更明顯。

產地　原產地的斯里蘭卡至今仍是肉桂最主要的產地，品質與香氣俱佳。印度、印尼、中國和越南等地也有。

辨識品質　具有強烈、辛辣、溫暖的香味。色澤為淺黃色到琥珀色，而非深色或不透明。

使用禁忌　懷孕、蠶豆症不可使用。另外，建議選擇較不刺激的肉桂葉精油。

保存期限　3年。過期仍可使用，原本的肉桂香會轉淡且偏甜，有人覺得這樣的香味更宜人。

009

冬日陽光

在濕濕冷冷的冬天，
也要自帶陽光燦爛。

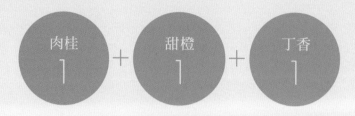

肉桂 1 ＋ 甜橙 1 ＋ 丁香 1

[加分精油 → 乳香 1]

辛辣溫暖的肉桂，與甜美中帶著一點酸味的甜橙混合，營造出溫暖舒適的氣息。丁香是中式料理常用到的香料之一，因此更讓人聯想起家的味道。這款配方用了不少溫暖香料類，可以讓人在寒冬中感受慰藉，並有促進消化和血液循環的功效。

010

放鬆的午後

姊妹相聚的下午茶時光，
用香氣把家打造成網紅咖啡廳。

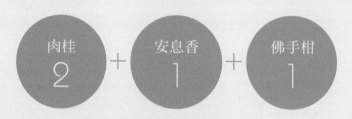

肉桂 2 ＋ 安息香 1 ＋ 佛手柑 1

[加分精油 → 馬鬱蘭 2]

肉桂和安息香可以營造出溫暖濃郁中帶著甜美的氛圍，而佛手柑是伯爵茶經典的香氣來源，搭配起來，就像是卡布奇諾加上紅茶的慵懶情調。馬鬱蘭的一絲絲草香，可以讓整體氛圍更添精緻，多些貴氣和愉悅的享受感。

1月11日 /

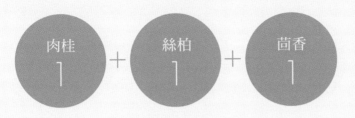

肉桂 1 + 絲柏 1 + 茴香 1

[加分精油 → 檸檬 1]

清潔雙手及小腹部位，將5ml按摩油倒在手心溫油後，以指腹從下往上、從右往左，輕輕按摩小腹部位。請有節奏而輕柔地按摩，約10分鐘直至按摩油完全吸收即可。按摩後可熱敷加強效果。

NOTE 調成濃度 5% 的按摩油使用。

011

飯後十分鐘

日常保健的專用配方，
幫自己稍微按摩一下肚子吧。

1月12日 /

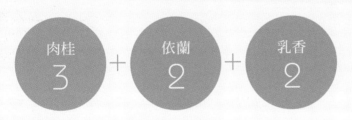

肉桂 3 + 依蘭 2 + 乳香 2

[加分精油 → 薰衣草 2]

肉桂、依蘭和乳香的組合，有很好的協同作用，可以提升身體原有的自然恢復力，除了幫助入眠，也能在睡夢中得到更好的身心修復。肉桂可以促進新陳代謝，依蘭帶來平衡與放鬆，乳香則有助於恢復身心與神經系統的平衡。

012

暖香入夢

芬芳溫暖的香氣，
讓夢裡也是暖呼呼的。

肉桂精油

013

愛的呵護

調和成按摩油，在天冷時為父母按個摩吧。

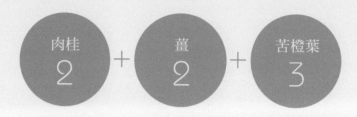

肉桂 2 + 薑 2 + 苦橙葉 3

[加分精油 → 安息香 1]

肉桂、薑和苦橙葉，都有促進血液循環、緩解疼痛和消除肌肉疲勞的效用，肉桂和薑溫熱的特性，也都能透過全身按摩，幫助新陳代謝，並帶來身心的溫暖感，進一步發揮功效。

NOTE 請調成濃度 5% 的按摩油使用。

014

浪漫兩人世界

記憶過去365個美好，期待未來365個希望。

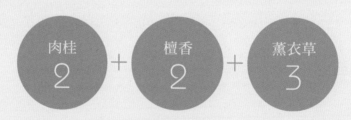

肉桂 2 + 檀香 2 + 薰衣草 3

[加分精油 → 玫瑰 1]

溫暖的肉桂有助於提振情緒、帶來興奮感，搭配能放鬆身心的檀香，以及緩解身心疲憊感的薰衣草，更能增添情感親密度，營造出溫馨浪漫的感性氛圍。

NOTE 今天是韓國的日記情人節，和另一半交換日記，回想一年來的相處點滴吧！

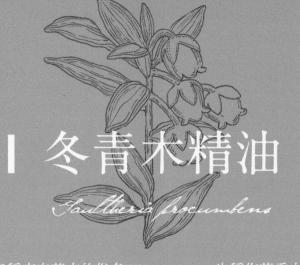

適合搭配的精油

薄荷 / 薰衣草 /
黑胡椒

| 冬青木精油 |

Gaultheria procumbens

冬青木的名稱來自英文的俗名Wintergreen，也稱作芳香白珠或白珠樹。
它的氣味清涼舒爽，而且令人感覺非常熟悉——因為在綠油精、白花
油、撒隆巴斯等產品中，都可以聞到。因含有特殊成分：水楊酸甲酯，
使冬青精油無論在東西方，都很常被用於處理跌打損傷或肌肉痠痛。

身心靈功效

★ 具類似阿司匹靈的抗炎和鎮痛效果。

★ 特別擅長緩解關節疼痛、肌肉痛等。

★ 刺激血液循環並抗血栓。

★ 對消化不良或胃部不適，有一定的緩解作用。

★ 針對一些細菌、真菌有抑制效果。

冬青木精油 FAQ

萃取部位	杜鵑花科白珠樹屬的樹葉或樹枝。
冬青木精油等於水楊酸甲酯嗎？	精油是大然的化合物，因此並不直接等同於單一化學成分。
辨識品質	應有明顯的甜香，並具有類似水果的氣味。顏色為無色且清澈。部分冬青木精油因萃取品種的關係，可能會帶淡紅色。
使用禁忌	懷孕、蠶豆症均不可使用。另外，水楊酸甲酯長期或過量使用，可能對身體造成傷害。
保存期限	3-5年。建議過期就不要再使用，因為化學成分可能已有改變。

015

關懷進行式

花個十分鐘幫爸媽暖手暖腳，也溫暖他的心。

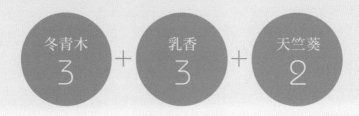

冬青木 3 + 乳香 3 + 天竺葵 2

[加分精油 → 迷迭香 2]

冬青木非常適合用於減輕疼痛和改善肌肉僵硬，搭配乳香和天竺葵，更能在安撫心情的同時，舒緩肌肉疲勞。加分精油迷迭香則有助於緩解風濕型的關節痠痛。可以針對平常容易痠痛的四肢關節處在早晚按摩，尤其洗澡後效果更佳。

NOTE 請調成濃度 5% 的按摩油使用。

016

清新暢快

善用冬青木清爽的氣味特性，讓空氣頓時新鮮起來。

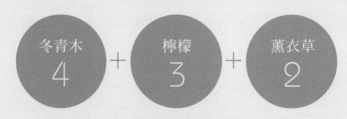

冬青木 4 + 檸檬 3 + 薰衣草 2

[加分精油 → 苦橙葉 2]

冬青木具有清涼的木質香氣，檸檬常被用來消除異味，同時又帶著充滿陽光感的輕盈果香，搭配上作為緩衝的薰衣草，帶來舒緩放鬆的氛圍。做為加分精油的苦橙葉能帶來天然的果香與葉香，令人聯想起涼風輕拂的果園。

1月17日 /

為自己加油

為運動後設計的配方，
有效幫助肌肉復原。

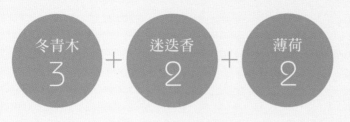

冬青木 3 + 迷迭香 2 + 薄荷 2

[加分精油 → 薑 1]

配方中所使用的幾種精油，可以發揮良好的協同作用，促進血液循
環、緩解肌肉疼痛或關節發炎、消除疲勞感，同時有助於放鬆身
體。請在運動後使用，將按摩油倒在掌心溫熱後，在四肢關節和肌
肉痠痛處按摩至吸收。

(NOTE) 調成濃度 5% 的按摩油使用。

1月18日 /

車內的大自然

清爽通透的香氛，
讓開車的心情更暢快。

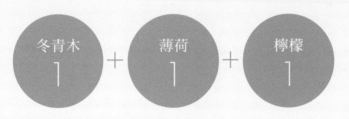

冬青木 1 + 薄荷 1 + 檸檬 1

[加分精油 → 尤加利 2]

這個配方不但能消除車內異味，還能提神醒腦。冬青木與薄荷都有
涼香味，能清潔和消毒空氣，其中薄荷更能讓開車時精神一振。檸
檬的香氣清新甜美，而若想增加抗菌效果，尤加利是最棒的空氣淨
化專家。可將精油滴在香氛機中使用。

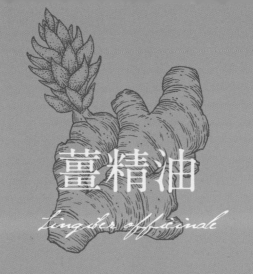

薑精油

Zingiber officinale

薑既滋補又暖胃,是冬日養身料理的常客,也是台灣人熟悉的味道。在中國傳統醫學中,薑被應用於消化不良、感冒、頭痛、關節炎等狀況,一般也認為有增強免疫系統、減輕疲勞的功效。薑精油因為不含薑辣素,擁有薑特有的暖香味,卻毫不帶刺鼻或辣感,香氣也很持久。

身心靈功效

★ 調節消化系統,減輕腸胃不適、消化不良等問題。

★ 緩解疼痛,尤其針對關節痠痛和肌肉疼痛。

★ 提高免疫力並改善呼吸問題,例如感冒、鼻塞等。

★ 偏暖性,尤其適合氣血虛弱或容易手腳冰冷的人使用。

★ 減輕憂鬱症狀、激勵情緒、增強注意力。

薑精油 FAQ

萃取部位	生薑的地下根。薑精油有不同的提煉方式,其中冷壓法和超臨界CO_2萃取法的精油品質,優於蒸餾法。
種類	有薑、紅薑、大高良薑等。一般最常見的是來自生薑的薑精油。
辨識品質	冷壓薑精油顏色較深且偏黑,超臨界CO_2萃取者則偏深黃色。品質優良的薑精油辛而不辣,兼具根部的土木香與香料香,尾韻溫暖並帶有甜香。
使用禁忌	刺激性高,用於皮膚務必以低濃度與基底油調和。嬰幼兒不宜使用,懷孕期間則需謹慎;前三個月不建議使用,後續使用需諮詢專業人員,需適當稀釋,且避免直接塗抹於腹部、乳房等敏感部位。可用於身體其他部位按摩,也可擴香使用。
保存期限	3年。超過期限若變臭或有油耗味就不建議使用,保存得宜則無妨。

1月19日／

滋補之香

在寒冷的季節透過香氣療癒，用聞的身體補品。

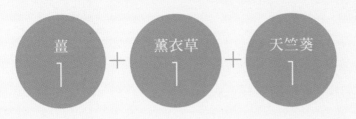

薑 1 + 薰衣草 1 + 天竺葵 1

[加分精油 → 沒藥 1]

冬天時特別容易令人聯想到帶來溫暖和能量的薑精油。薰衣草有助於減輕壓力和焦慮，讓情緒平穩，花香中帶有草本氣息的天竺葵，再加上氣息溫暖厚重的沒藥，能帶來溫暖身心、放鬆而舒緩的效果，同時也有些提振、鼓舞的成分。

1月20日／

大寒迎春

減少因冷冽帶來的抑鬱感，幫助身心準備好迎接春天到來。

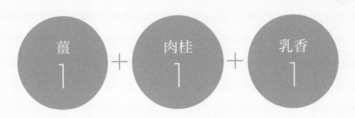

薑 1 + 肉桂 1 + 乳香 1

[加分精油 → 甜橙 2]

大寒是一年的最後一個節氣，天氣仍冷，但陽氣已隱約開始滋生。薑與肉桂能溫暖身心，有助於減輕寒冷帶來的不適感，乳香溫順平和的後味，能平衡身心靈，並使以上兩種暖調香氣完美調合。加分精油的甜橙則能讓空氣更甜美活潑。

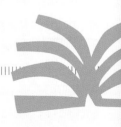

021

水瓶好奇心

化身為獨立、迷人又古靈精怪的思想家。

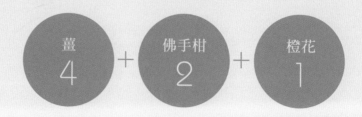

薑 4 + 佛手柑 2 + 橙花 1

[加分精油 → 廣藿香 1]

水瓶座的你喜愛嘗試一切新鮮的事物，相當特立獨行。很多時候，水瓶容易沉浸在自己的宇宙中，薑鮮明的氣息有助釐清思緒，搭配佛手柑與橙花融合後的細緻香氣，能讓理性的水瓶多些柔和心思，也讓難以捉摸的你更有親和力。

022

愛膝五分鐘

膝蓋出現疼痛感時，透過精油改善柔軟度、恢復活力。

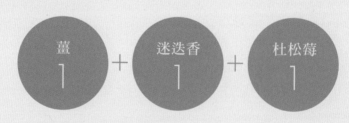

薑 1 + 迷迭香 1 + 杜松莓 1

[加分精油 → 乳香 2]

薑對於膝關節的疼痛非常有效，迷迭香有助於緩解疼痛和減輕關節炎症，杜松莓則能恢復關節柔軟度。加分的乳香，可減輕疼痛並促進組織修復和再生。取適量按摩油，輕輕按摩膝蓋周圍肌肉和關節，直到完全吸收。建議每天使用一到兩次，每次5分鐘。

(NOTE) 請調成濃度 5% 的按摩油使用。

1月23日 /

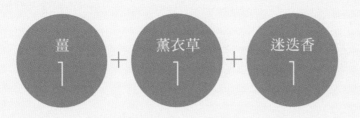

薑 1 + 薰衣草 1 + 迷迭香 1

[加分精油 → 檸檬 1]

薑和迷迭香能促進毛髮生長、減少頭髮脫落，薰衣草則能平衡油脂分泌，同時舒緩鎮靜，減輕頭皮的搔癢或發炎。將按摩油塗抹於頭皮後以指腹輕輕按摩約5-10分鐘，再用溫水洗淨即可。

NOTE 調成濃度 5% 的按摩油使用。

1月24日 /

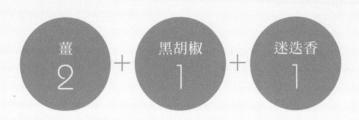

薑 2 + 黑胡椒 1 + 迷迭香 1

[加分精油 → 天竺葵 1]

薑和黑胡椒同屬辛香系精油，可以促進循環，改善手腳冰冷。迷迭香有助於保護皮膚，並調合氣味，天竺葵則有舒緩和放鬆肌肉的功效。這款按摩配方的香氣溫暖舒適，還能滋潤手腳，讓肌膚更柔軟光滑。建議晚上使用以達最佳效果。

NOTE 調成濃度 5% 的按摩油使用。

025

温馨職場

友善又充滿活力的工作環境，就是最好的員工福利。

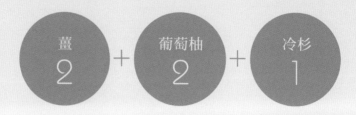

薑 2 + 葡萄柚 2 + 冷杉 1

[加分精油 → 馬鞭草 1]

薑有振奮、溫暖的特性，有助於集中注意力。搭配充滿活力的葡萄柚，以及甜美木香的冷杉，不僅能提振情緒，更能順暢呼吸。加分的馬鞭草則帶來耐聞的草香，可以激發創意。這款配方能營造出溫暖獨特的香氣，讓一整天都充滿「被照顧」的感受。

026

暖呼呼精油浴

將所有精油混合後加入鹽中，再加入浴缸，讓泡澡加倍溫暖。

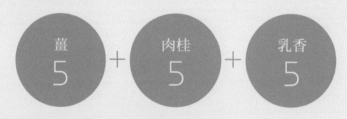

薑 5 + 肉桂 5 + 乳香 5

[加分精油 → 甜橙 5]

溫暖辛辣的薑和肉桂，都能有效促進血液循環，從而幫助身體保持暖和。樹脂類的乳香則能滋潤皮膚，並有著平靜放鬆的香氣。這款泡澡配方能促進身體代謝，減輕疲勞感並緩解肌肉痠痛。

(NOTE) 此配方精油不宜直接接觸皮膚，與一小醬料碟的鹽充分混合、讓精油吸收後，再加入水中，並把精油確實打散。

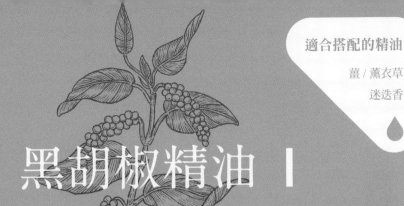

適合搭配的精油

薑 / 薰衣草

迷迭香

| 黑胡椒精油 |

Piper nigrum

黑胡椒原產於印度南部的馬拉巴爾海岸地區，自古即被視為貴重的香料，曾作為貢品甚至貨幣。由於富含生物活性化合物，具抗氧化、抗炎、鎮痛、抗菌等特性。它可以用於烹飪調味，在傳統草藥中，也用於治療胃腸問題、消化不良、感冒等病症。

身心靈功效

★ 提振精神，讓人更專注，並帶來勇往直前的動力。

★ 消化不良時可用來按摩胃部，幫助消化。

★ 用於按摩：運動前暖身、運動後可預防肌肉痠痛，另外也能改善女性生理期障礙、促進四肢血液循環。

★ 幫助呼吸順暢，消除環境異味。

★ 身體寒冷或精神萎靡時，可激勵與溫暖身心。

黑胡椒精油 FAQ

萃取部位　　胡椒的果實，以蒸餾法萃取。

種類　　　　市售精油若未特別說明，一般均是黑胡椒。白胡椒精油是來自相同的植物果實，差別只在於在果實完全成熟後採摘，萃油率較低因此較為昂貴，功效上並無太大差別。

辨識品質　　好的黑胡椒精油有鮮明獨特的辛香，加上一絲絲花香、新鮮草味與溫暖的甜味，不會有香料黑胡椒的刺激或辣味。色澤為深黃至暗棕色。

使用禁忌　　刺激性高，用於皮膚務必以低濃度與基底油調和。嬰幼兒不宜使用。孕期12週前與30週後不可使用，其餘期間按摩需避開腹部，先以1%調配再增加濃度。

保存期限　　3年。超過期限若氣味變差或有油耗味就不建議使用。

027

効率滿分

不論讀書或工作，
都能保持精神集中。

1月27日 /

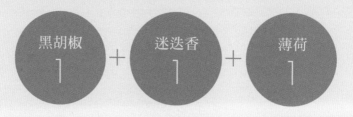

[加分精油 → 羅勒 1]

黑胡椒有助於提升專注力，迷迭香是改善記憶力和認知能力的知名
用油，搭配清涼的薄荷，帶來清醒與警覺，有助於提升整體工作效
率。加分的羅勒，則有助於減緩頭痛和焦慮。

028

腸胃健康操

改善消化不良，
就從每日的自我按摩開始。

1月28日 /

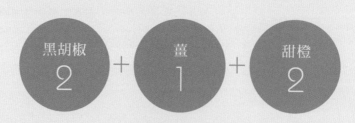

[加分精油 → 茴香 1]

黑胡椒有助於刺激胃腸道、促進消化，也能抗炎止痛。薑可幫助腸
胃蠕動和消化酶分泌，甜橙則有助於減緩腸胃不適。將5-10滴按摩
油滴於掌心，用手指以打圈方式按摩腹部，直到完全吸收。可以在
進食後或消化不良時使用。

(NOTE) 調成濃度 5% 的按摩油使用。

一月

1 月 29 日 /

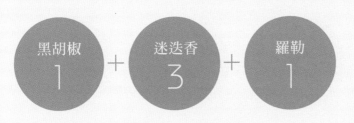

[加分精油 → 花梨木 2]

在運動後或肌肉痠痛時，在疼痛部位上以指尖以打圈的方式按摩肌肉，直到完全吸收。需要的話可重複使用。黑胡椒能促進血液循環和肌肉放鬆，迷迭香有助於減少發炎、舒緩痠痛，羅勒可減輕肌肉疼痛，花梨木則可讓肌肉的放鬆與恢復。

NOTE 調成濃度 5% 的按摩油使用。

百尺竿頭

讓肌肉澈底修復放鬆，運動目標多 10%！

1 月 30 日 /

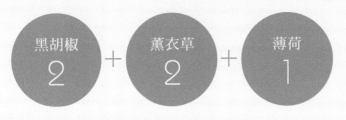

[加分精油 → 葡萄柚 1]

研究發現黑胡椒的香氣可緩解戒菸期間的不適，薰衣草有助於菸癮戒斷的症狀。加分的葡萄柚，能減少對抽菸的渴望。想吸菸時，將 1-2 滴精油配方滴在手腕（需與基底油調合）或衣物（需注意染色問題）上，深呼吸數次，讓香氛緩緩瀰漫在周圍。

030

戒菸計畫

這款配方可用於日常生活中，減少對菸草的渴望。

| 精油配方 366 |

O31

温柔呵護

針對長期病患及體弱者，以溫暖香氣，帶來滋補與調養。

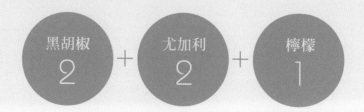

1月31日／

黑胡椒 2 ＋ 尤加利 2 ＋ 檸檬 1

[加分精油 → 牛至 1]

黑胡椒能促進血液循環、提升肺部功能，尤加利、檸檬都是抗病毒和抗菌的好手，能清潔呼吸道、減輕痰塞且清新提神，牛至則有舒緩、消炎和抗菌的作用。這款香氛配方以室內擴香的方式使用，能輔助長期病患的呼吸系統，讓身體感覺舒適些。

◆ 一月精油關鍵字

一月是整年天氣最冷的時刻，以能直接感受到溫度的黑胡椒、肉桂與薑作搭配。岩蘭草能在一年之始感受更穩定，冬青木則對軟化僵硬肌肉特別有效。

岩蘭草：信心
肉桂：卡布奇諾
冬青木：撒隆巴斯
薑：滋補
黑胡椒：溫補

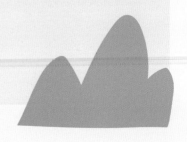

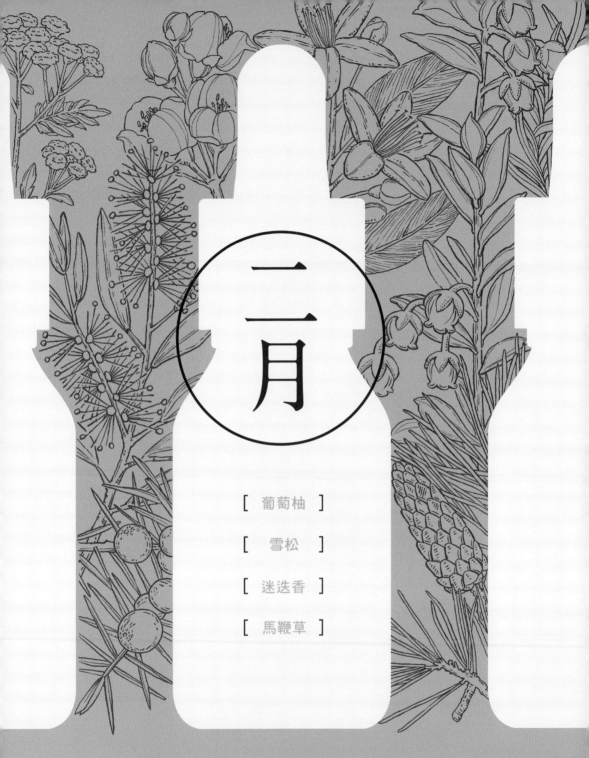

二月

[葡萄柚]

[雪松]

[迷迭香]

[馬鞭草]

February

| 節氣 | 立春、雨水 | 星座 | 雙魚座 | 關鍵字 | 開工、振奮、清新草木 |

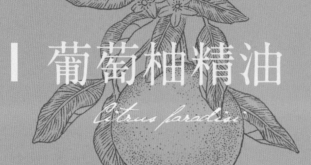

▎葡萄柚精油▎

Citrus paradisi

18世紀，一位英國船長在西印度群島發現了葡萄柚，將這個水果從英國傳向全世界，現在已經是在許多地方都大面積種植的重要經濟作物。葡萄柚精油擁有葡萄柚的招牌果香，清新香甜，令人精神為之一振。

身心靈功效

★ 可激勵情緒，有助於減輕疲勞、壓力、焦慮和抑鬱。

★ 促進消化，改善胃痛、腹脹、消化不良等腸胃問題。

★ 抗菌、抗真菌和抗病毒，可用於清潔消毒，如清洗家具、
　地板、廚房和浴室等。

★ 舒緩和鎮靜肌肉，可減輕肌肉疼痛和緊張。

★ 可改善暗瘡、皮膚炎、乾燥和老化等皮膚上的問題。

葡萄柚精油 FAQ

萃取部位	果皮。
種類	常見的有粉紅葡萄柚（pink grapefruit）與白葡萄柚（white grapefruit）兩種，兩者成分相似。香氣上，粉紅葡萄柚味道較柔和，帶有淡淡的甜味，而白葡萄柚則較為清新，帶有明顯的酸味。功效則相仿。
辨識品質	呈淡黃色，氣味應是清新柑橘味，如果氣味過強或過香，可能有添加香料。
使用禁忌	使用時須留意光敏性。目前無明確案例指出懷孕需避免使用。
保存期限	2-3年，若妥善保存可延長。過期的葡萄柚精油可能產生氧化、變質等狀況，不宜再使用。

2月1日 /

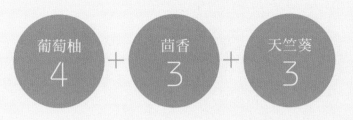

葡萄柚 4 ＋ 茴香 3 ＋ 天竺葵 3

[加分精油 → 甜橙 1]

葡萄柚有清新果香，同時有助於膽汁分泌，舒緩消化不良。帶著香料氣息的茴香能刺激消化、緩解脹氣，天竺葵則能鎮靜和放鬆肌肉。以此配方按摩油按摩腹部，減低過年期間的腸胃負擔。

NOTE 調成濃度 5% 的按摩油使用。

2月2日 /

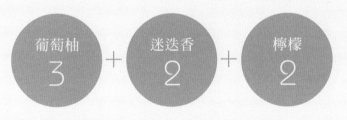

葡萄柚 3 ＋ 迷迭香 2 ＋ 檸檬 2

[加分精油 → 薄荷 1]

葡萄柚的香氣能帶來明亮舒暢的感受，瞬間置換沉悶氛圍，單萜烯成分能激發活力。搭配上有「記憶之草」美名的迷迭香，清新的檸檬和爽快的薄荷，有助於激發創造力和想像力。這款配方很適合用於辦公室，建議使用擴香儀、水氧機，擴香石亦可。

034

春神降臨

立春時節，路邊櫻花盛開，春天的腳步悄悄來臨了。

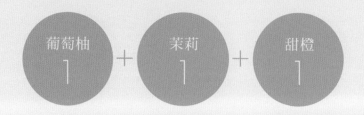

葡萄柚 1 ＋ 茉莉 1 ＋ 甜橙 1

[*加分精油 → 薰衣草 1*]

立春代表春日之始，肝膽氣血旺盛，而葡萄柚是立春用油首選。搭配對應頂輪的茉莉，陽光般的甜橙，讓身心靈如初生幼苗般煥然一新。除了用於擴香，也可加入基底油後塗抹頭部，從頭頂的百會穴開始進行芳療梳頭按摩，喚醒冬日沉睡的身體。

NOTE 根據新加坡習俗，在立春這天存錢一整年都有錢進帳！

035

和水腫説掰掰

過年吃飽睡、睡飽吃，別忘了利用葡萄柚的超強甩肉力！

2月4日／

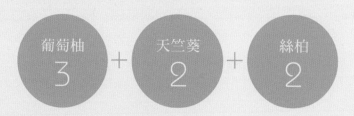

葡萄柚 3 ＋ 天竺葵 2 ＋ 絲柏 2

[*加分精油 → 佛手柑 1*]

過年期間餐餐大魚大肉，加上作息不正常，循環代謝跟著變差。葡萄柚能促進淋巴循環、排除多餘水分並分解脂肪，是水腫型肥胖的救星，搭配有助於恢復平衡的天竺葵，以及收斂效果優異的絲柏，有助於降低浮腫，是年後必備配方！

NOTE 可調成濃度 5% 的按摩油按摩全身或加入熱水中泡澡。

2月5日 /

重返少女時代

透過葡萄柚恢復青春，
讓新同事猜不出你幾歲！

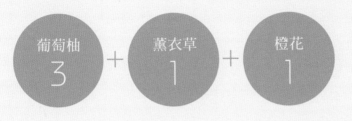

[加分精油 → 野橘 1]

葡萄柚能展現青春氣息，讓旁人感覺你比實際更年輕。加上親切甜美的薰衣草以及橙花點綴，能帶來青春洋溢又不失內涵的印象。這款配方可以用來擴香，也可以加上酒精調成香水，調好後記得放置三天，讓香氣轉化融合喲。

NOTE 以 5-10 倍的 95% 酒精稀釋，放置 2 天以上即可使用。

2月6日 /

活力滿點

用葡萄柚妝點早晨，
迎接新一天的挑戰。

[加分精油 → 檸檬 1]

一早張開眼睛，最適合用葡萄柚明快的香氣，趕走疲憊和想睡回頭覺的欲望！香蜂草蜂蜜檸檬般的氣味，散發快樂活潑的氛圍，迷迭香則能讓你到下午也不感到昏沉。如果有獨立辦公空間建議使用於擴香儀或水氧機，若擔心影響同事可滴於擴香石上。

童心遊樂園

彷彿走進遊樂園的孩子般，感受最純粹簡單的快樂。

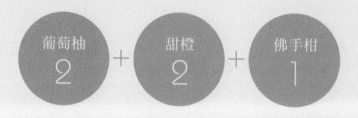

葡萄柚 2 ＋ 甜橙 2 ＋ 佛手柑 1

［ 加分精油 → 羅馬洋甘菊 1 ］

葡萄柚有個可愛的別名，是「來自天堂的果實」，聞到它的香氣能促使多巴胺分泌，帶來天堂般的幸福感。搭配兩種不同的柑橘類精油，讓愉快氛圍更加倍。甜美溫和的羅馬洋甘菊帶著蘋果和淡淡草香，讓整體配方更有層次。

◆ 什麼是「光敏性」？

光敏性是指在使用含特定精油成分的產品後，接觸陽光或紫外線，可能會導致皮膚過度敏感、發紅或曬傷的現象。

通常果皮提煉的精油都具有光敏性，可能會使皮膚更容易受到陽光和紫外線的傷害。因此，如果使用精油的部位需要暴露在陽光下（例如臉部或手腳），建議在使用精油後等待至少12小時，並使用防曬產品。

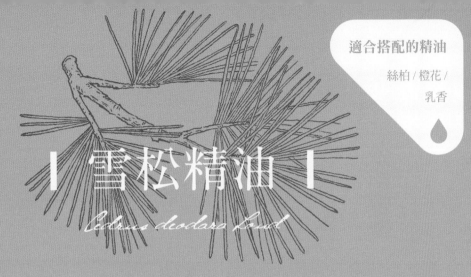

適合搭配的精油

絲柏 / 橙花 /
乳香

| 雪松精油 |

Cedrus deodara Loud

雪松遍佈全球各地,有超過四十種,且受到廣泛的應用。從古文明的聖殿建造、古埃及祭司儀式的神聖象徵,直到現在的聖誕樹,都有雪松的蹤影,與人類生活息息相關,也是常見的保養和香水成分。

身心靈功效

★ 甜美的木質調香氣,有助於放鬆與安定心神。

★ 抗菌並淨化空氣,調理呼吸道系統疾病,幫助呼吸順暢。

★ 古文明的神聖用油,能淨化氣場,驅除壓力與負能量。

★ 絕佳美容用油,可調理面皰粉刺等油性肌膚,以及改善乾燥粗糙的膚質。

★ 用於洗髮,可平衡頭皮油脂,改善頭皮屑狀況。

雪松精油 FAQ

萃取部位	木材。
種類	芳療中最常使用的是大西洋雪松,可依分佈地區細分為黎巴嫩雪松、印度雪松等,最頂級的是喜馬拉雅雪松,不但香氣飽滿,還有類似檀香的尾韻。此外還有北美雪松。
辦識品質	氣味清新、清爽,有濃厚木質氣味。色澤上,北美雪松通常是無色或淡黃色、大西洋雪松偏黃、喜馬拉雅雪松則是明亮的金黃色,皆透明無混濁感。
使用禁忌	安全且刺激性低,唯一需要注意的是接觸皮膚時濃度須低於5%。
保存期限	3-5年,若保存得宜超過年限無妨,只是可能會更黏稠也更香。

039

冬季戀歌

以溫暖的木質香調，演繹北國浪漫的白色風情。

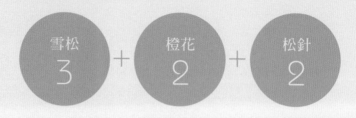

[加分精油 → 依蘭 1]

生長於山區的雪松，能帶來高山清澈甜美的木質香氣。搭配上松針細緻的木香，以及清香淡雅的橙花，彷彿在清冽的白色風景中，傳來陣陣柔和暖意。無論以此配方按摩或擴香，都能讓人體會冬日截然不同的幸福感受。

040

感受神聖力量

透過雪松與宇宙連結，讓身心進入平衡共振之中。

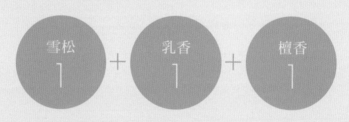

[加分精油 → 岩蘭草 1]

古老史詩與宗教典籍中，均將雪松視為能量強大的神聖植物。這款配方結合具有神聖氛圍與傳承的雪松、乳香和檀香，香氣溫暖、寧靜而深邃，能調整磁場，透過香氣與潛意識、宇宙接軌，重新掌握屬於自己的力量。

2月10日 /

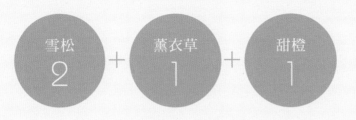

[加分精油 → 檸檬 1]

冬春之際，氣候變化多端，原以為即將回暖，卻又忽然有寒流來襲，多變的氣候對身心或生活都會產生影響。這是個明亮甜美的配方，雖然我們無法決定外在晴雨，但可以讓心中懷抱好天氣。透過按摩或擴香，感受陽光輕撫而過的舒心。

2月11日 /

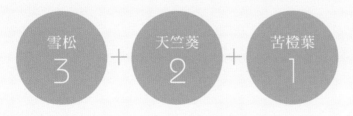

[加分精油 → 檸檬 1]

雪松的氣場強大，香氣沉穩而放鬆，是進行心靈掃除的好幫手，能讓人恢復心神寧靜。天竺葵舒緩的花香能帶來平衡與放鬆，搭配苦橙葉和檸檬，讓你有眼前一亮的清晰感。此配方最適合於睡前或焦慮時擴香，能快速讓身心靈重拾澄澈。

043

頭皮屑救星

兼具控油與淨化的洗髮專用配方，特別適合為頭皮屑困擾的你。

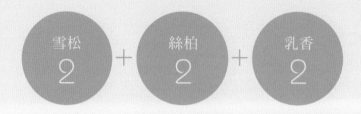

雪松
2

+

絲柏
2

+

乳香
2

[加分精油 → 迷迭香 1]

雪松具有殺菌、深層清潔的功效，能減少油脂分泌，並帶走頭皮屑。絲柏能穩定頭皮環境，乳香鎮靜而舒緩，能幫助頭皮補水。有落髮困擾的人，可再加入迷迭香幫助生髮。

NOTE 將平時洗髮用量的洗髮精擠出後，滴入總量 5-10 滴的精油，攪拌均勻即可使用。

044

迷人紳士香

清新、自信而穩重，散發成熟男性特有的魅力。

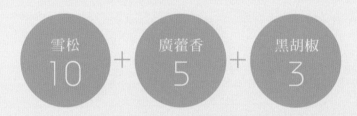

雪松
10

+

廣藿香
5

+

黑胡椒
3

[加分精油 → 尤加利 2]

雪松又稱為「香柏」，是人類史上最早的香料，至今仍是調香師愛用的香水原料，有著男女皆宜的中性香水特性。以雪松為主調，搭配廣藿香厚實的土香以及黑胡椒辛辣的香氣，再以尤加利舒爽的陽光氣息做點綴，給人可靠、自信的香氣印象。

NOTE 以 5-10 倍的 95% 酒精稀釋，放置 2 天以上即可使用。

2月14日/

浪漫情人節

除了兩人晚餐和玫瑰花，
還要有聞得見的愛意。

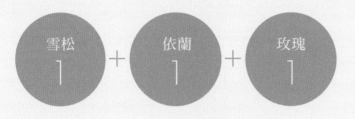

雪松 1 + 依蘭 1 + 玫瑰 1

[加分精油 → 花梨木 1]

雪松的微甜氣息、依蘭熱情的花香加上玫瑰清新的經典甜香，甜而
不膩的香氣，營造與另一半共度的完美配方。加上花梨木婉轉多
變的香氣，描繪記憶深處對愛情的美好憧憬。透過擴香「以香釋
愛」，就算一個人，也要享受最浪漫的一天。

◆ 不同的雪松氣味上也有差異嗎？

雪松都是甜美清新的樹木氣味，但不同種的雪松，
氣味上還是有些許差異。北美雪松的木質調最明
顯，是想到松木時會聯想到的氣味；大西洋雪松尾
韻的甜味較為濃厚，喜馬拉雅雪松香氣則更飽滿甜
美，甚至帶點檀香的樹脂氣息。不過，所有品質好
的雪松，氣味都不應予人刺激或酸臭的感受。

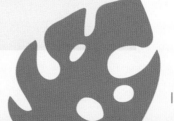

雪松精油

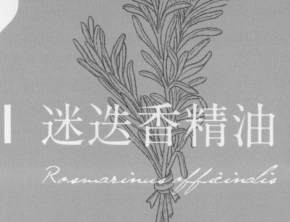

適合搭配的精油

檸檬／薰衣草
薄荷

迷迭香精油

Rosmarinus officinalis

迷迭香原產於地中海地區。根據神話，古希臘女神阿芙羅黛蒂的髮間以迷迭香裝飾，聖母瑪麗亞隨身佩戴迷迭香，因此在歐洲被視為具有神秘力量的草藥，可以治療疾病，並保護人們免受邪惡的侵害。

身心靈功效

★ 刺激免疫系統，有助於提升身體的免疫力。

★ 舒緩呼吸道，調節哮喘、支氣管炎等呼吸系統問題。

★ 刺激腸胃蠕動、促進消化，緩解消化不良與胃部不適。

★ 可幫助集中精神、提神醒腦，並消除疲勞與焦慮。

★ 促進頭皮血液循環，緩解頭皮屑、脫髮等問題。

迷迭香精油 FAQ

萃取部位	全株枝葉與花皆可以蒸餾萃取。
種類	分為樟腦迷迭香（Rosemary camphor，標示為CT1），桉油醇迷迭香（Rosemary cineol，標示為CT2），馬鞭草酮迷迭香（Rosemary verbenone，標示為CT3）三種。其中以CT2的桉油醇迷迭香最為安全，性價比也最高。一般芳療若不特別註明均指桉油醇迷迭香。
辨識品質	應為透明或淡黃色，並帶有清爽、略微辛辣的草本氣味。
使用禁忌	桉油醇迷迭香（CT2）無特別禁忌。樟腦迷迭香（CT1）蠶豆症患者禁用，馬鞭草酮迷迭香（CT3）孕婦和小孩禁用。
保存期限	2-3年。

050 / 051

2月15日／

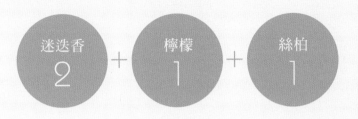

[加分精油 → 茶樹 1]

046

人生如戲

既專注又放鬆，
為每一刻的發生做好準備。

今天是戲劇節。人生如夢也如戲，迷迭香、檸檬與絲柏組合而成的
配方香氣清新又提神，能幫助你在集中注意力、保持最佳狀態的同
時，保有心情上的彈性與放鬆，隨時調整好心情，完美演出人生的
每一刻。

2月16日／

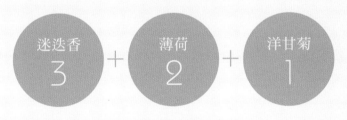

[加分精油 → 茶樹 1]

047

頭髮速速長

利用精油養髮護髮，
享受香氣也期待新生的髮絲。

迷迭香能促進微血管擴張並刺激頭髮生長，效果和生髮水中的藥物
成分一樣好。搭配生髮產品中常見的薄荷，清涼通透又能預防頭皮
細菌繁殖，洋甘菊則有優異的修護效果，有助舒緩鎮靜。

NOTE 將平時洗髮用量的洗髮精擠出後，滴入總量 5-10 滴的精油，
攪拌均勻即可使用。

迷迭香精油

| 精油配方366 |

048

海之朝露

海之朝露雖短暫，
卻在黎明時刻熠熠生輝。

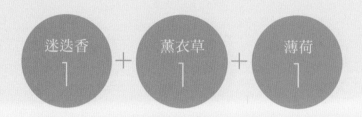

迷迭香　1　＋　薰衣草　1　＋　薄荷　1

[加分精油 → 馬鞭草 1]

迷迭香因為生長於海邊，開著淡藍色的小花，又名為「海之朝露」，也是愛情、忠貞與回憶的象徵。此配方以薰衣草的芬芳和迷迭香的清爽，營造出大海的清新氛圍，搭配冰涼水感的薄荷，再以馬鞭草的檸檬草香點綴，如海風拂面般通透又溫柔。

049

記憶中的美好

用迷迭香喚醒美好的過去，
從此好好珍藏在心底。

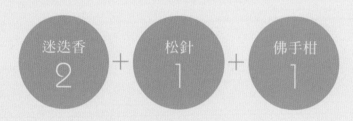

迷迭香　2　＋　松針　1　＋　佛手柑　1

[加分精油 → 羅勒 1]

「迷迭香是為了幫助回憶，親愛的，請你牢記。」《哈姆雷特》中的名句使迷迭香與記憶的連結深植人心，實際上也有日本學者建議在白天以迷迭香擴香，預防失智。松針爽朗的木香強化迷迭香的清新感，讓回憶充滿正面能量，佛手柑則帶來愉悅和輕鬆。

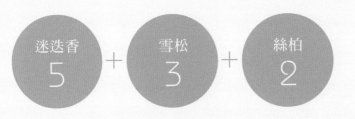

迷迭香 5 ＋ 雪松 3 ＋ 絲柏 2

[加分精油 → 松針 1]

節氣的雨水，代表正式進入春天。迷迭香的氣味最能展現生命力，
讓人感到精神抖擻、充滿能量，是雨水用油首選，搭配雪松飽滿的
木質甜香和絲柏的新鮮氣息，除了用於擴香，也可調和基底油後按
摩，就像替肌膚鬆鬆土，找回春天般的粉嫩好氣色。

NOTE 用於全身可調濃度 5%、用於臉部則調濃度 3% 的按摩油。

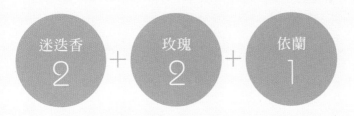

迷迭香 2 ＋ 玫瑰 2 ＋ 依蘭 1

[加分精油 → 佛手柑 1]

雙魚座的你注重心靈，非常感性，能輕易地察覺他人的情緒，柔情
似水又天真爛漫，總有許多夢幻的想法。玫瑰和依蘭都擁有濃烈馥
郁的花香，能營造浪漫又充滿想像力的氛圍，迷迭香則能幫助你提
升專注力，更能全心投入於創造性的活動中。

052

注意力集中術

一秒瞬間提神醒腦，
想專心唸書時不妨試試。

迷迭香 2 ＋ 檸檬 2 ＋ 冷杉 1

[加分精油 → 尤加利 1]

英國與日本的研究不約而同地發現，迷迭香或迷迭香加上檸檬的氣味，能幫助學生更有效率地面對考試。以香氣爽快俐落的迷迭香和檸檬，搭配冷杉涼涼的木香，自然集中注意力。想要專心唸書、面對考試而感到疲倦時，別忘了這個配方！

053

貓咪的幸福花園

誰說狗狗才是人類最好的朋友？
貓之日一定要好好寵貓一番！

迷迭香 1 ＋ 快樂鼠尾草 1 ＋ 薰衣草 1

[加分精油 → 洋甘菊 1]

今天是日本的貓之日，就來個貓咪和主人可以共用的專屬配方！迷迭香能殺菌抗氧化，有助於保持空氣的清潔和新鮮；快樂鼠尾草濃郁持久的香氣，能提升貓咪的精神；洋甘菊鎮定放鬆，能舒緩壓力與焦慮。和貓咪一起享受今日份的香氣，提升幸福感。

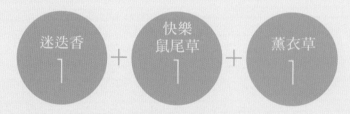

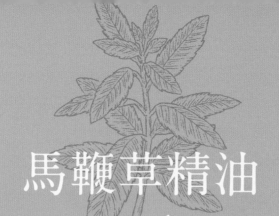

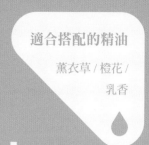

適合搭配的精油
薰衣草 / 橙花 / 乳香

┃ 馬鞭草精油 ┃

Liflia citrodora

馬鞭草的種類眾多，芳療中使用的大多是帶有檸檬與青草香的檸檬馬鞭草。它的香氣清新怡人，能放鬆心情，也很常出現在花草茶中。同樣擁有檸檬系香氣的還有檸檬香茅和香蜂草，喜歡這類型香味的話可以收藏比較看看。

身心靈功效

★ 緩解憂鬱與焦慮，特別適合個性敏感、容易緊張的人。

★ 平撫身心疲憊的感受，注入創造力與專注力。

★ 調和按摩油後用於腹部按摩，可調理消化不良造成的脹氣或食慾不振。

★ 適合過硬髮質或問題膚質，能改善皮膚的粗糙、疙瘩或起屑，讓頭髮滑順。

馬鞭草精油 FAQ

萃取部位	全株。
種類	芳療中主要使用檸檬馬鞭草。
辨識品質	呈淡黃色，具有清新、草本如檸檬般的清香。
使用禁忌	懷孕者建議三個月後趨於穩定再使用。按摩需避開腹部，先以1%調配，確定無敏感狀況再逐漸增加滴數。擴香則無禁忌。因含有檸檬醛的成分，對皮膚會有一定程度的刺激性。不建議用於臉部，過敏性膚質按摩需避免或低劑量使用。
保存期限	2年。接觸空氣後香味會變得較不清透，若變臭或有油耗味，就建議不要再使用。

柔順高手

利用馬鞭草的特性，
讓毛躁頭髮整齊又滑順。

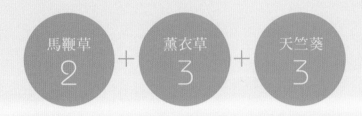

2月23日／

馬鞭草
2
＋
薰衣草
3
＋
天竺葵
3

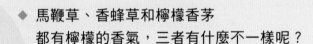

[加分精油 → 安息香 2]

馬鞭草以柔順的特性著稱，具有滋潤和保濕功效，可以深入改善頭
髮質地，薰衣草和天竺葵都具有調節頭皮油脂分泌的作用。加分精
油安息香，能帶來深度滋養，為頭髮補足養分。髮質過硬或容易起
毛分岔，都可以試試這個配方喔。

NOTE 以 5% 濃度調和基底油，按摩頭皮和頭髮後沖洗。

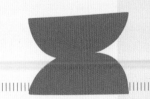

◆ 馬鞭草、香蜂草和檸檬香茅
都有檸檬的香氣，三者有什麼不一樣呢？

香蜂草是帶有蜂蜜甜香的檸檬香，檸檬香茅是帶著
溫暖茅草香的檸檬香，而馬鞭草則是帶著青草清香
的檸檬香，在香氣上有不同的有趣表現。

如果你也喜歡檸檬系的香氣，可以一個個認識，尋
找你最喜歡的氣味。

2月24日 /

055

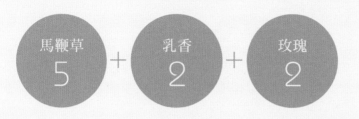

[加分精油 → 檀香 2]

霍格華茲的邀請

搭上香氣編織的小船，滿懷期待地踏入魔法世界。

中世紀的歐洲人認為馬鞭草是魔法草，可以抵抗邪惡的生物。這款配方以清新芬芳的馬鞭草為前調，中調是浪漫柔和的玫瑰與檀香木質香，最後以充滿神聖感的乳香收尾。彷彿置身於魔法學校的古老教室，被咒語、書卷與建築的神秘氛圍環繞。

2月25日 /

056

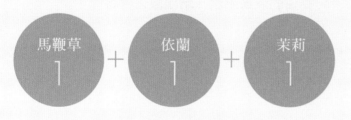

[加分精油 → 佛手柑 1]

愛情靈藥

用充滿明亮感的花香調，點燃內心深處潛藏的熱情。

馬鞭草明亮又充滿活力的檸檬草氣息，有助於建立積極、健康的關係，搭配依蘭和茉莉甜蜜濃郁的花香，在營造浪漫的同時，還能協助穩定情緒和消除多餘的壓力，讓人不自覺地放鬆下來，沉浸在戀愛的氛圍中。

探索保養新境界，挖掘美麗的無限可能。

美容達人的秘密

2 月 26 日 /

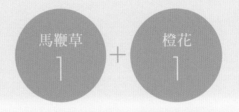

馬鞭草
1

\+

橙花
1

[加分精油 → 薰衣草 1]

馬鞭草能保持皮膚的平衡與健康，搭配有助於舒緩修復的橙花，保濕和滋潤效果更升級。調和基底油後，可以用於按摩包含臉部在內的全身肌膚，尤其適合中年以上女性的日常保養，能讓肌膚更加柔軟光滑，充滿彈性。

(NOTE) 以 3% 濃度調和基底油後使用。

◆ 精油的肌膚測試，請問該怎麼做呢？

Step1. 將精油稀釋到1-2%的濃度，即每 10ml基底油添加2-4滴精油。

Step2. 使用棉棒或乾淨的指尖，塗抹在手臂內側。

Step3. 靜置30分鐘到1小時，期間避免清洗或接觸其他化學品。

Step4. 若無紅腫或其他過敏反應產生，則可放心使用。出現紅腫、癢、刺痛或不適反應，則表示該精油不適合您使用。

若皮膚有特殊膚況，建議先諮詢醫生或專業芳療師，再使用精油。

2月27日 /

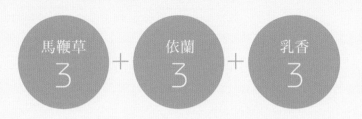

馬鞭草 3 + 依蘭 3 + 乳香 3

[加分精油 → 橙花 1]

皮膚上的疙瘩是因為毛囊角化造成小顆粒凸起。此配方有很好的協同作用，馬鞭草可消炎並促進角質代謝，依蘭能平衡皮膚油脂分泌，乾性或油性膚質均適用，乳香則常被用於肌膚保濕修復。

(NOTE) 以 5% 濃度調和基底油後按摩粗糙部位。

2月28日 /

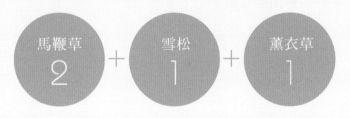

馬鞭草 2 + 雪松 1 + 薰衣草 1

[加分精油 → 佛手柑 1]

馬鞭草、雪松與薰衣草的組合能提升注意力，讓思路更清晰，同時清爽的香氣也能讓人感到平和、穩定，可以在保持專注與活力的同時，平衡工作上的緊繃與壓力。特別適合白天使用，在快節奏的生活中，為自己帶來一份寧靜的心情。

O60

來自宇宙的祝福

誕生於這一天的你，
是那麼獨一無二，閃閃發光。

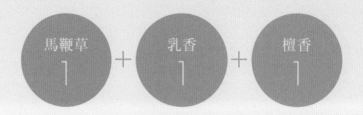

2 月 29 日／

[加分精油 → 茉莉 1]

出生在四年才一次的2月29日，你可是深受宇宙祝福的天選之人呢。檀香的氣息深邃神秘，能創造出宇宙般高遠遼闊的氣度，搭配充滿神性的乳香和淡雅的馬鞭草，整體氣味更平衡，呈現出複雜、有趣又耀眼的香調，能讓人留下深刻印象。

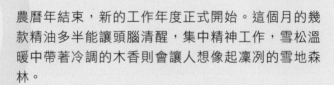

◆ 二月精油關鍵字

農曆年結束，新的工作年度正式開始。這個月的幾款精油多半能讓頭腦清醒，集中精神工作，雪松溫暖中帶著冷調的木香則會讓人想像起凜冽的雪地森林。

葡萄柚：青春
雪松：撫慰
迷迭香：集中
馬鞭草：創意

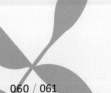

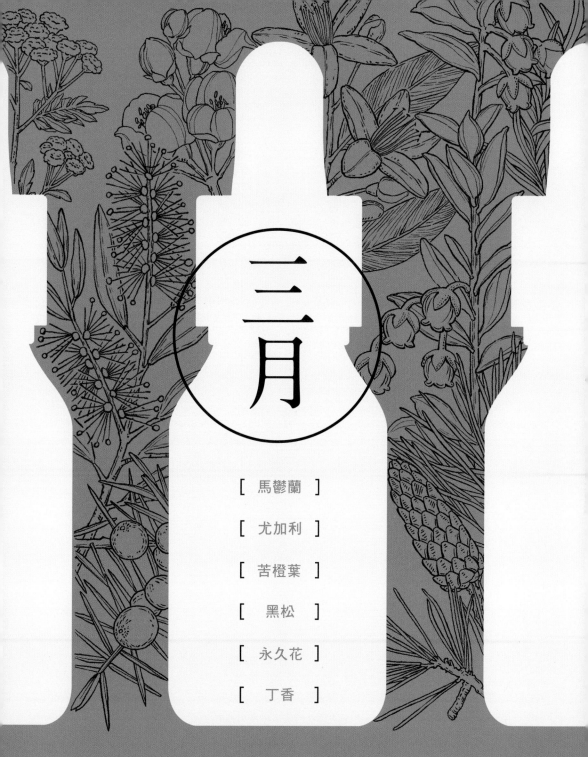

三月

[馬鬱蘭]

[尤加利]

[苦橙葉]

[黑松]

[永久花]

[丁香]

March

| 節氣 | 驚蟄、春分 | 星座 | 牡羊座 | 關鍵字 | 春天到來、安眠、好好呼吸 |

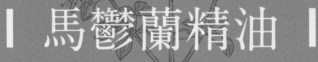

適合搭配的精油

薰衣草 / 佛手柑
洋甘菊

▎馬鬱蘭精油▎

Origanum majorana

又稱為甜馬鬱蘭、馬嬌蘭或馬喬蓮，是芳療上普遍認定的「馬鬱蘭」，擁有細緻溫暖的花朵與藥草香氣。原產於地中海地區，在中世紀被用於治療胃痛、頭痛、抽筋等身體狀況，另外也是烹飪上會使用的香料之一。

身心靈功效

★ 舒緩情緒，減輕壓力和焦慮。使人放鬆並改善睡眠品質。

★ 鎮痛與消炎，尤其可緩解關節炎、肌肉疼痛、頭痛症狀。

★ 研究發現，針對多種病菌有抗菌、抗病毒的作用。

★ 刺激消化液分泌，改善胃腸發炎或不適等症狀。

★ 清除呼吸道分泌物、協助呼吸順暢，緩解支氣管炎、哮喘
　等疾病的不適感。

馬鬱蘭精油 FAQ

萃取部位	全株，花朵也可萃取。
種類	馬鬱蘭容易與牛至（又稱為野馬鬱蘭）搞混。馬鬱蘭的香氣較細緻，有舒緩、促進平衡和助眠功能，牛至的氣味較強烈，反而會提升專注力，詳細請參考P.108。
辨識品質	具有清新溫暖的草本香氣，不會刺鼻或酸臭。顏色為淡黃色，質感清澈不黏稠。
使用禁忌	屬於中度刺激的精油，需稀釋方能接觸皮膚，對孕婦、小孩、寵物，以保持一公尺外擴香為宜。目前無蠶豆症致敏案例。
保存期限	2-3年。因揮發性較強，保存不當容易揮發而影響功效表現。

3月1日／

馬鬱蘭
2
+
薰衣草
2

[加分精油 → 甜橙 1]

彷彿仰望著滿天星斗，
遨遊在春日美好的夢境。

這款安眠配方簡潔而經典，有著柔和優雅的香氣。馬鬱蘭和薰衣草的搭配，強化舒緩放鬆的作用，可以大幅減輕身心壓力和焦慮感，幫助入眠。加分的甜橙能帶來正面的心情，避免胡思亂想。睡前擴香使用，並搭配腹式呼吸，迎接一夜好眠。

3月2日／

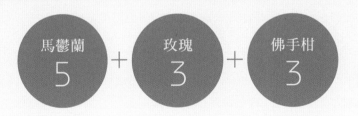

馬鬱蘭
5
+
玫瑰
3
+
佛手柑
3

[加分精油 → 檀香 2]

根治選擇困難症

花香迷人、草香不錯，果香也想要？
讓繽紛香氣，陪你做出好決定。

以馬鬱蘭充滿穿透力的草本與花苞香氣為基調，搭配同樣在甜美花香中帶有微微草本氣息的玫瑰，以及有著輕盈果香的佛手柑。加分的檀香則帶來更深沉的層次。就像身處有草有花、有果有木的繽紛花園中，不僅豐富心靈，還能增強自信心。

063

掌上明珠

專為女兒設計的香氛配方，聞起來安心又充滿幸福。

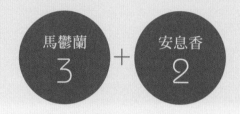

馬鬱蘭 3 ＋ 安息香 2

[加分精油 → 甜橙 3]

3月3日是日本的女兒節，是祈求女孩健康長大與幸福的傳統節日。馬鬱蘭和安息香交織成淡淡甜香，彷彿抱著親愛的女兒，充滿靜謐的幸福。加分的甜橙帶來春日暖陽的溫煦。將這款配方以1：9的比例加入酒精製成環境噴霧，讓寶貝覺得自己是最受疼愛的小公主。

064

守護心臟

要養身，先養心，用精油香氣善待心臟。

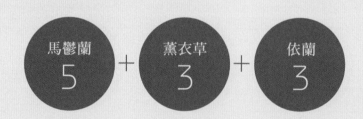

馬鬱蘭 5 ＋ 薰衣草 3 ＋ 依蘭 3

[加分精油 → 乳香 1]

已有科學研究發現，吸入馬鬱蘭的香氣能使心率、血壓降低，嗅聞薰衣草則能改善血管相關功能。花香馥郁的依蘭，在放鬆的同時也有降血壓和心臟保健的功效，加分的乳香則有助於修復和鎮靜。日常生活中可以用這款配方擴香，讓心血管更強大。

3月5日／

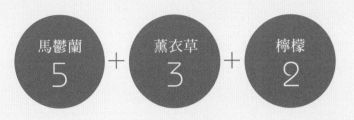

[加分精油 → 羅勒 2]

3月5至7日間是驚蟄，一聲聲春雷喚醒大地，準備迎接春暖花開的
季節。這一天適合疏理肝氣，清除冬天積累在體內的廢物。馬鬱蘭
可以促進肝臟排毒，薰衣草和檸檬則能提振精神、減輕疲勞感。與
基底油調和後加強按摩腹部和背部，促進氣血循環。

NOTE 調成濃度 5% 的按摩油使用。

3月6日／

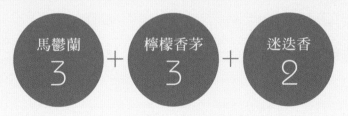

[加分精油 → 薰衣草 2]

馬鬱蘭具有擴張血管的作用，可幫助減輕肌肉的疲勞和緊繃感。檸
檬香茅有助於乳酸代謝，再加上緩解疼痛的迷迭香，可以在運動、
久站或走太多路後，讓肌肉得到舒緩，隔天不鐵腿。

NOTE 以 5% 濃度調和基底油後按摩運動或痠痛部位。

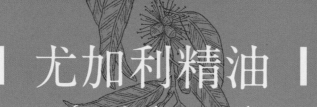

適合搭配的精油
檸檬 / 薰衣草
茶樹

Ⅰ 尤加利精油 Ⅰ

Eucalyptus radiata

尤加利原產於澳洲，是當地原住民所使用的傳統藥用植物，後來由歐洲人帶回進一步研究推廣。它最主要的特色在於抗菌和消毒，在緩解感冒、喉嚨痛和支氣管炎等相關呼吸道感染上，也有顯著的效果。

身心靈功效

★ 舒緩呼吸道問題，可減輕咳嗽、感冒和鼻塞等症狀。

★ 降低焦慮與憂鬱感，也能振奮和提神，並提升專注力。

★ 抗菌、抗發炎，有助於預防和緩解感染、炎症等狀況。

★ 殺菌防蟎，可以用於住家、辦公室等環境清潔。

★ 可去除發霉、香菸、洗手間等各種令人不適的氣味。

尤加利精油 FAQ

萃取部位	樹葉與嫩枝以蒸餾法提煉。
種類	澳洲尤加利（Eucalyptus radiata）組成與藍膠尤加利近似，桉油醇含量較低故較溫和，也最常使用。藍膠尤加利（Eucalyptus globulus）桉油醇成分最高（可達84%），香味最強烈、刺激性偏高，使用時需注意，不建議體虛者或小孩、老人使用。史密斯尤加利（Eucalyptus smitii）氣味最溫和也最安全。除此之外，還有檸檬尤加利、薄荷尤加利等。
辨識品質	色澤為透明無色。香氣清新具穿透力，以帶有一絲絲類似薄荷的清涼味為佳。
使用禁忌	嬰兒、孕婦、寵物以擴香為主，距離保持1公尺。
保存期限	開封後2年。揮發性強，但揮發不影響功效，只是前味會減弱。

067

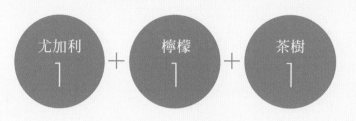

[加分精油 → 薰衣草 1]

呼吸道的清道夫

尤加利爽利的氣息讓你順暢呼吸，同時增強抵抗力。

尤加利和茶樹是超級完美的抗菌組合，檸檬可以清除痰液、同時帶來愉快清爽的心情。這款配方可以清潔呼吸道並增強抵抗力，尤其適合在流感季節或外出前，將6滴複方滴在半馬克杯的熱水中，以蒸氣吸入的方式淨化鼻腔。

068

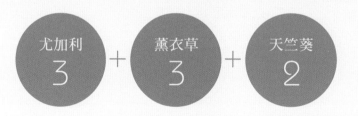

[加分精油 → 橙花 2]

擁抱內在小女孩

以香氣滋養內在，跟自己說聲辛苦了。

三八婦女節這天，給自己、媽媽或生命中的其他女性一個大大的擁抱吧！這個女性專屬的配方，結合了尤加利的清透香氣、薰衣草和橙花的甜美放鬆，還有帶著玫瑰般草香且對女性機能多有助益的天竺葵，希望每個美麗柔軟的靈魂，都能自在翱翔。

069

汗流浹背也香香

穿上這支香去運動，
盡情揮汗也不尷尬。

尤加利
3
＋
迷迭香
1
＋
葡萄柚
2

[加分精油 → 雪松 1]

尤加利的氣味清新具穿透力，有激勵的效果還能有效分解異味。葡萄柚的清爽香味帶來活力，迷迭香的草木香則讓整體配方更溫和。加分精油雪松可作為後味的木質香調。

NOTE 可加入 95% 或 75% 酒精中，以精油：酒精＝ 1:10 的比例，調成體香噴劑。

070

去去塵蟎走

派出精油界的防蟎高手，
從此不怕噴嚏打不停。

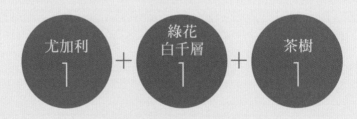

尤加利
1
＋
綠花
白千層
1
＋
茶樹
1

[加分精油 → 丁香 1]

已有實驗證明尤加利精油的防蟎效果最好。搭配同為桃金孃科的茶樹和綠花白千層，不但氣味更好，也能透過協同性降低刺激度。除了擴香，也可加入95%酒精以1（精油）：5（酒精）比例調合，放置兩天後即可使用。可直接噴灑於床鋪等塵蟎活躍處。

3月11日／

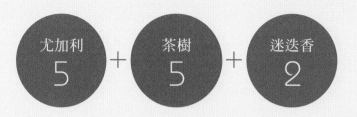

尤加利
5
+
茶樹
5
+
迷迭香
2

[加分精油 → 檸檬 2]

台灣的氣候潮濕悶熱，衣物收納是一大挑戰。尤加利的香氣讓害蟲
逃之夭夭，保護衣物一季平安！這款配方有防霉、防蟲和淨化去味
的效果，可以將精油滴在擴香木上後，用餐巾紙包起來放入衣物箱
中，下一季開箱時就不用擔心難聞的潮味或蟲蟲危機。

3月12日／

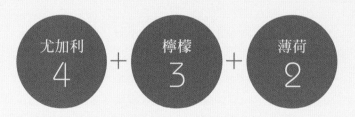

尤加利
4
+
檸檬
3
+
薄荷
2

[加分精油 → 絲柏 1]

今天是植樹節。不方便種樹的話，不妨用這款充滿林間香氣的配方
擴香，在室內想像漫步在森林小徑的愉快午後吧。尤加利帶來樹梢
的枝葉香氣，檸檬和薄荷則帶來陽光和春風的氣息，絲柏有著濃郁
堅定的木質香氣，讓整體配方更沉穩。

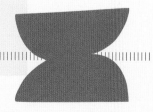

073

變身無尾熊

就像可愛又慵懶的無尾熊，來一段充滿療癒的暖洋洋時光。

3月13日／

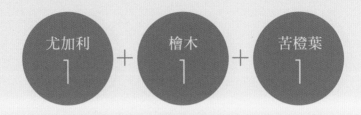

尤加利 1 ＋ 檜木 1 ＋ 苦橙葉 1

[加分精油 → 檸檬 1]

説到尤加利，就想到最喜歡吃尤佳利葉、每天睡上20小時的無尾熊。今天就來個無尾熊般軟綿綿又愉快的放鬆配方吧！以尤加利的葉片香氣，搭配擁有厚實木香的檜木，以及枝葉香氣中帶有果香的苦橙葉，讓整體更有細緻的層次感。

◆ 尤加利精油跟茶樹精油有什麼差別？

1. 香氣上，茶樹是新鮮、清醒的藥草香，而尤加利是帶著舒適陽光的葉片香。

2. 功效上，茶樹屬於「接觸性」殺菌，而尤加利則是「擴香性」（空氣中使用）殺菌。換句話説，茶樹的直接殺菌力比較好，尤加利的空氣消毒力比較好。

3. 茶樹可以直接點塗接觸皮膚，尤加利不能。

4. 尤加利有更好的防蟎力，茶樹有更好的殺菌力。

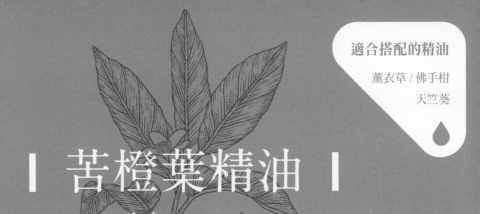

適合搭配的精油

薰衣草 / 佛手柑

天竺葵

∣ 苦橙葉精油 ∣

Petitgrain bigarade

歐洲最知名的香水配方中，幾乎都有苦橙葉的蹤影，被譽為香水的核心。它最大的特色是在明亮的果香和花香中，還有葉片類精油的木質香氣，因此香氣細緻而餘韻悠長，不論男女接受度都很高。

身心靈功效

★ 鎮定神經系統，安撫情緒，協助釋放過多的壓力、緊繃與
　 疲憊感。

★ 提升睡眠品質，針對壓力或緊張所引發的失眠尤其有效。

★ 有舒緩、放鬆的特性，有助於擺脫思緒過多、焦慮、抑鬱
　 等負面情緒，並重拾愉快、樂觀的心情。

★ 減少肌肉疼痛和痙攣，恢復肌肉的健康和活力。

苦橙葉精油 FAQ

萃取部位	早年是未熟的果實，現在多萃取自枝葉。
辨識品質	通常為淡黃至淡綠色，香氣以偏酸的果香為基礎，並有葉片的清新微苦香氣。
使用禁忌	嬰幼兒可以保持1公尺外擴香，避免按摩或是高濃度接觸。
保存期限	2-3年，保存得宜可更久。過期後若只用於擴香，應無大礙。

074

白色情人節回禮

讓苦橙葉充滿層次的香氣，
施展出高雅浪漫的戀愛魔法。

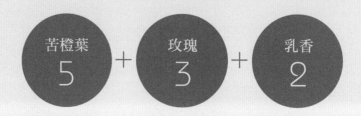

苦橙葉 5 + 玫瑰 3 + 乳香 2

[*加分精油 → 廣藿香 1*]

白色情人節是回送情人節禮物的日子，用苦橙葉溫暖細緻的香氣為基底，創造一款符合今天心情的浪漫香氛吧！玫瑰帶著一點草味的花香，搭配上香氣深沉的乳香和廣藿香，在甜美中帶著一絲神祕的性感。

075

苦盡甘來

熬過艱辛，才能遇見新的美好，
讓轉化的香氣陪你迎接新生。

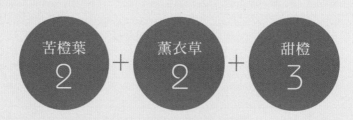

苦橙葉 2 + 薰衣草 2 + 甜橙 3

[*加分精油 → 乳香 1*]

苦橙葉能為內心的辛苦與糾結，做出細細梳理，讓人在感受到支持的同時撥雲見日。這款配方以濃郁酸甜的氣味開頭，細細品聞能感受到木質味的香甜，薰衣草則攜來了和煦的陽光與花香。香氣餘韻溫暖而舒適，能帶來平靜愉悅的心情。

3月16日／

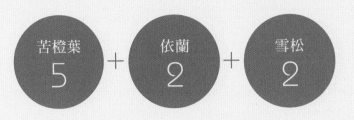

[加分精油 → 馬鬱蘭 2]

苦橙葉的香氣比起其他柑橘類深刻許多，與依蘭的花香融合之後，彷彿一位催眠師，能緩緩將你帶至身心放鬆的境界。雪松則是配方的靈魂，帶來更多來自大自然的支持和能量。如果因忙碌而覺得心力交瘁，推薦用於泡澡，化解一整天的負能量。

076

真正的休息

當世界讓你疲憊不堪，就以苦橙葉回應心靈深處的呼喚。

3月17日／

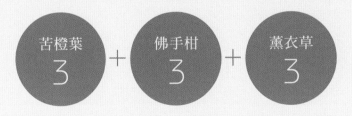

[加分精油 → 檀香 2]

這款配方可以讓忙碌的現代人不再焦慮，安穩入睡。苦橙葉可以協助情緒穩定，放慢身心步調，薰衣草和佛手柑均是助眠與放鬆的能手，檀香則讓心情更平靜。可以在睡前滴一點在枕頭上、或是滴在衛生紙上放於枕頭邊，透過呼吸，感受舒緩與安定。

077

蓬鬆的美夢

有多久沒有睡個好覺了呢？為世界睡眠日設計的安眠處方。

苦橙葉精油

| 精油配方 366 |

078

歐洲古方香水

古城堡、華麗吊燈與衣香鬢影，在香氣中重現精緻雋永的魅力。

苦橙葉 10ml ＋ 薰衣草 20ml ＋ 安息香 5ml

[加分精油 → 迷迭 5ml]

很值得一調的經典香水配方。苦橙葉的清新、薰衣草的放鬆，安息香的甜美以及迷迭香的辛辣草香，一同演繹出古老歐洲的神秘與優雅，讓人彷彿穿越時空，置身中世紀風景之中。

NOTE 以古方比例精油：酒精＝1：1、或以現代標準的精油：酒精 ＝ 1-2：10 的比例調配成精油香水。

079

莫內花園

看著《睡蓮》時，你是不是也想過莫內花園聞起來是什麼味道呢？

苦橙葉 3 ＋ 洋甘菊 2 ＋ 玫瑰 1

[加分精油 → 依蘭 1]

當微風輕拂，苦橙葉枝葉擺盪出輕柔而複雜的花香與枝葉香氣，在香甜中帶著草木的溫暖。洋甘菊淡淡的蘋果香氣，讓配方整體更香甜，玫瑰和依蘭則帶來豐富飽滿的花朵香氣。閉上眼睛，讓香氣帶你看見那繽紛多彩、充滿生命力的花園風景。

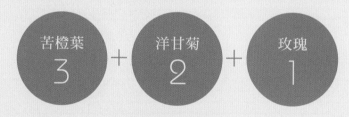

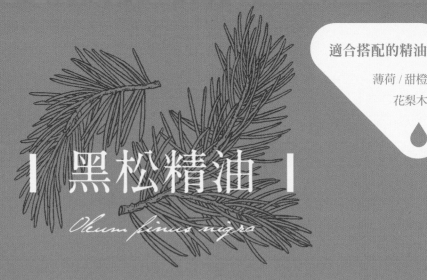

適合搭配的精油
薄荷 / 甜橙
花梨木

| 黑松精油 |

Oleum pinus nigra

黑松生長於南歐、地中海一帶，與精油中也常聽到的歐洲赤松相對，樹皮比較偏向灰黑色。黑松在古代被視為勝利、力量和長壽的象徵，人們很早就知道將黑松枝葉用於治療呼吸系統和風濕痛等問題。

身心靈功效

★ 減輕支氣管炎、哮喘和感冒等疾病的呼吸道症狀，促進自我修復。

★ 消除空氣中有害微生物和細菌，並能消除臭味、菸味等不良氣味。

★ 減輕焦慮、增加活力，提升抗壓性，並對自己更有信心。

★ 刺激血液循環，有助於舒緩肌肉疼痛、發炎等問題。

★ 有抗菌的功效，可增強身體免疫力，預防感染和疾病。

黑松精油

萃取部位	枝葉。
種類	松科精油除了黑松，還有白松、長白山紅松、落葉松、歐洲赤松等。
辨識品質	黑松有結合樹脂與清新的松針香氣，香味識別度高。色澤通常為淡黃色或無色。
使用禁忌	穩定、低刺激，不過孕婦、小孩、寵物還是以1公尺外擴香為宜。
保存期限	一般為3年。由於性質穩定，保存得宜的話超過期限也能正常使用。

080

超級英雄小隊

身心俱疲時的最佳支援配方，提供你最強大的保護。

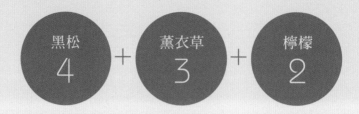

黑松 4 ＋ 薰衣草 3 ＋ 檸檬 2

[*加分精油 → 茉莉 1*]

黑松的木質氣味提供穩定的基調，有助於穩定心神，讓你相信自己可以辦得到。薰衣草能調節副交感神經，減輕壓力和焦慮，恢復冷靜與沉著。茉莉則有助提高自信和平衡情緒。有了這個配方，人生沒有過不去的檻。

081

香氛日驚喜

層次多變又充滿樂趣，用香氣帶來愉悅時光。

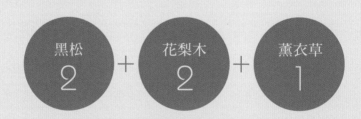

黑松 2 ＋ 花梨木 2 ＋ 薰衣草 1

[*加分精油 → 甜橙 1*]

今天是國際香氛日。在香氣的世界裡，最棒的就是沒有標準答案，只有你喜不喜歡。黑松有經典的松木香氣，花梨木則同時具有花、果、木的多變氣味，再加上薰衣草、甜橙的輕盈花果香，是一款能享受品香樂趣的驚喜配方！

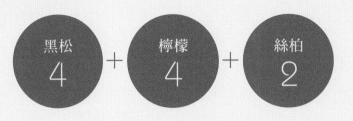

[加分精油 → 迷迭香 2]

春分之日

以香氣調節呼吸與情緒，開啟內在平衡之門。

春分這天太陽走到赤道，天地間陰陽能量均等，是適合養陽氣的時節。黑松可以促進呼吸系統健康，減輕壓力和疲勞，揮別情緒暗影，搭配檸檬鮮明的酸甜香氣以及清新的絲柏，強化正向感受。透過擴香，對平衡情緒和換季過敏都會有所幫助。

3月23日／

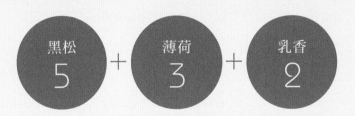

[加分精油 → 檸檬 2]

行動派牡羊

化身為率真、熱情，勇往直前的探險家。

黑松具存在感的強烈香氣，最能展現牡羊座充滿活力的一面，搭配乳香有助於平衡情緒，增強自信心和自我價值感，讓你在追求目標時，保持積極樂觀的心態，清新的薄荷和檸檬，則能幫助牡羊們專注在眼前。用這個配方為生活注入滿滿行動力吧！

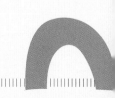

084

林間隱士

深邃又充滿靈性的自然香氣，
將煩俗隔絕於外，重返內在。

3月24日／

黑松 2 ＋ 甜橙 4 ＋ 絲柏 2

[加分精油 → 安息香 2]

清新的黑松香氣，宛如置身森林深處，聆聽著風吹過樹葉的聲音。
甜橙的比例稍多一些，增添香氣層次，讓人心情輕快愉悅了起來。
絲柏的木質調再次加乘了樹木氣息，而安息香的溫暖則為整個配方
增添了一絲寧靜。

◆ 喜歡樹木氣味的話，
　 還有哪些精油可以挑選呢？

松杉柏類的精油，都有迷人的森林氣息，可以找找
看最吸引你的是什麼味道：

1 絲柏：清新、銳利的雨後森林氣味。
2 松針：陽光灑落的森林中，乾淨微甜的木香。
3 黑松：杳無人煙的森林中，有些孤高的清爽木香。
4 雪松：帶有木頭甜香的飽和氣味。
5 冷杉：冰雪覆蓋的森林。清涼冷冽的木味。
6 花梨木：帶有淡淡花香的木頭氣味。
7 檜木：阿里山上的森林。濃郁深厚的木香。

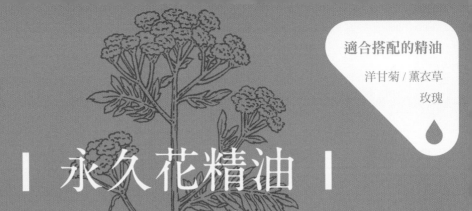

▌ 永久花精油 ▐

Helichrysum italicum

永久花又稱為蠟菊，由於擁有獨特的抗氧化、消炎、修復和舒緩等功
效，是不少知名保養品中的重要成分。雖然是萃取自花朵的精油，但永
久花除了花香之外，還有明顯的草本、木質調，香氣溫暖而微甜。

身心靈功效

★ 有促進皮膚細胞再生和修復的能力。能淡化疤痕和皺紋，
減少痤瘡等皮膚問題，並提供滋養和保濕。

★ 含豐富的抗炎和抗氧化成分，有助於減輕炎症反應。

★ 讓心情恢復穩定平衡，減輕恐慌、憤怒、壓力或緊張。

★ 對於減輕注意力不集中和認知疲勞有所幫助。

永久花精油 FAQ

萃取部位	花朵。
種類	一般所說的永久花是義大利永久花，因為特殊成分義大利酮而得名，產地包括法國、科西嘉島、義大利、巴爾幹半島等地，也有人因產地而直接稱為法國永久花。此外還有產地以西班牙為主的頭狀永久花（Helichrysum stoechas），香氣較為濃烈辛辣；鷹草永久花（Helichrysum gymnocephalum）則更清爽強烈，帶有薄荷草本調。
辨識品質	由於種類多，香氣與應用屬性也不同，建議於信賴品牌購買特定永久花精油，較難有統一的分辨原則。
使用禁忌	懷孕初期要禁用之外無其他禁忌。
保存期限	2-3年，需妥善的保存環境。

085

化解心靈的淤泥

告別情緒泥沼，
啟動與生俱來的內在復原力。

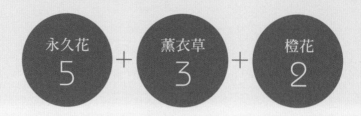

[*加分精油 → 乳香 1*]

永久花的香氣具有強大的安撫力，薰衣草和橙花為配方增加更多的舒適和放鬆感。加分精油乳香，則能帶來陣陣暖意。當感覺呼吸困難、心靈長期堵塞時，以這款配方擴香搭配深呼吸來舒展身心，溫柔化解心中卡住的結。

086

回春秘密武器

啟動皮膚再生，
讓肌膚再度光滑彈潤。

3 月 26 日 ／

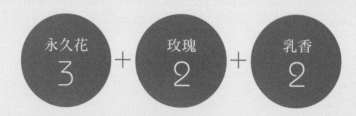

[*加分精油 → 薰衣草 2*]

永久花有超強美容功效，不但親膚性佳，還集美白、淡斑、淡疤、修護於一身，敏感肌也能放心使用。搭配玫瑰和乳香，可提升肌膚的彈性和緊緻度。肌膚容易出油者可再加入薰衣草平衡皮膚油脂分泌，處理毛孔粗大的問題。每天早晚取代精華液使用。

(NOTE) 以 3% 濃度調和基底油後塗抹於臉部。

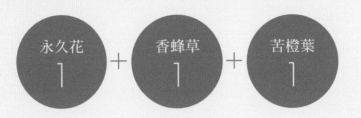

[加分精油 → 玫瑰 1]

希臘神話中，流浪十年的奧德修斯曾路過一個島嶼，島上有位女神般美麗的公主，送給他具有修復力量的金黃色香油，讓他重拾勇氣、繼續旅程，那就是永久花油。永久花的氣味在辛辣中帶著蜂蜜與菸草香，搭配香蜂草與苦橙葉，甘甜中充滿深度。

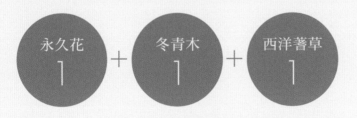

[加分精油 → 薰衣草 1]

永久花除了高含量的酯類，還含有義大利酮，以活血化瘀聞名。搭配冬青木的水楊酸甲酯可以達到消腫的效果，西洋蓍草帶來收斂性，薰衣草則能讓整體氣味稍平衡些。這個配方雖然味道不算太好聞，卻能讓你紮紮實實感受到大自然的力量。

NOTE　以 5% 濃度調和基底油後按摩身體。

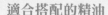

適合搭配的精油

野橘 / 肉桂
雪松

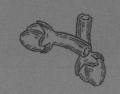

┃丁香精油┃

Eugenia caryophyllata

丁香原產於印尼的馬魯古群島，是深受歐洲人喜愛的珍貴香料之一。在東方則是中藥藥材，也常用於滷肉等料理中。丁香酚是從丁香精油的主要成分，帶有獨特的消毒藥草味，並有抗菌、抗氧化、抗炎和鎮痛等特性，被廣泛用於食品、飲料、牙膏等口腔護理產品和藥物中。在以前的牙醫診所、口香糖和熱紅酒中，都可以聞到丁香獨樹一格的溫暖氣味。

身心靈功效

★ 有抗菌、止痛的特性，適合用於口腔保健。

★ 具有強大的鼓舞和激勵作用，可提升活力和自信心，並激發創造力。

★ 能支持免疫，並協助消化系統。

★ 減輕情緒波動，減輕壓力、緩解焦慮和緊張情緒。

★ 有助於提升集中與專注力，提升思維清晰度。

丁香精油 FAQ

萃取部位	大部分的丁香精油是以蒸餾法萃取自花苞。
辨識品質	有強烈、溫暖且好辨識的丁香香氣，色澤為淡黃至棕色。
使用禁忌	懷孕初期與蠶豆症患者均須避免。
保存期限	2-3年。過期不建議使用。

三月

3月29日/

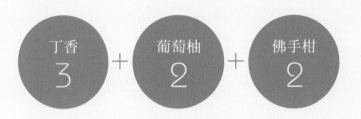

[加分精油 → 迷迭香1]

丁香有清新的辛香前味,以及成熟的果香後味,搭配葡萄柚和佛手柑,能營造出淡淡的皂感氣息,回到二十歲清澈、單純又充滿朝氣的自己。帶點草香氣息的迷迭香,讓整體氣氛更清爽。

新時代的好青年

搭配青年節的配方,充滿活潑進取的精神。

3月30日/

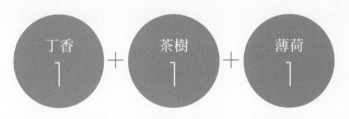

[加分精油 → 茴香1]

丁香是植物界的牙醫師,對於口腔保健非常有幫助。搭配殺菌效果也很棒的茶樹,以及能讓口氣清新的薄荷。使用方法比較特別,請拿出馬克杯裝滿水,將精油配方滴入後攪勻,飯後睡前漱漱口,就能擁有自然健康的好口氣。

牙齒守護者

牙齒好胃口就好,照顧好牙齒,才能吃遍更多美食!

091

撩人香氣

與眾不同，令人想一探究竟，不知不覺深陷迷戀之中。

丁香
3

＋

茉莉
1

＋

薰衣草
1

[加分精油→ 雪松 1]

以丁香為主角，搭配標準的百花香。丁香獨特、銳利的辛香味會先竄進鼻尖，接著是湧動而馥郁的花香。丁香能讓花香不那麼甜膩，雪松的加入讓整體香氣帶有木質調性的甜美飽和。這是款耐人尋味的香調，適合擴香或調成香水使用。

◆ 三月精油關鍵字

海島上短而明媚的春天，大部分在三月來臨。在萬物甦醒的月份裡，練習好好睡覺、好好呼吸、好好關照日常。

馬鬱蘭：放鬆
尤加利：呼吸
苦橙葉：紓壓
黑松：定力
永久花：化瘀
丁香：牙醫

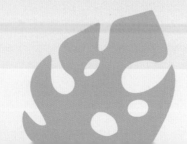

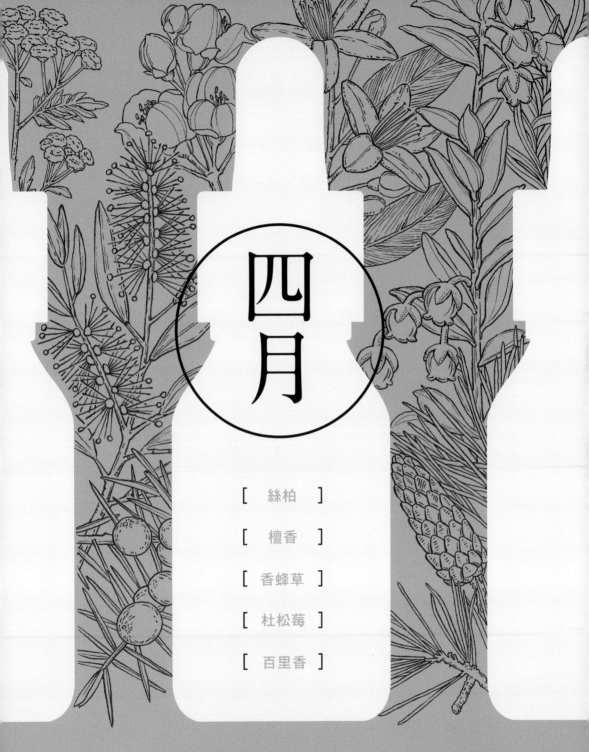

四月

[絲柏]

[檀香]

[香蜂草]

[杜松莓]

[百里香]

April

| 節氣 | 清明、穀雨 | 星座 | 金牛座 | 關鍵字 | 淨化、排水去濕、身心靈活 |

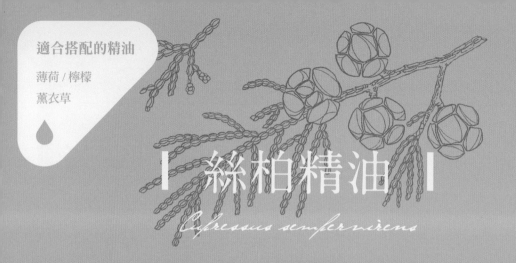

絲柏精油

Cupressus sempervirens

絲柏原生於地中海和伊朗地區，你可能曾在歐洲莊園的照片或是梵谷的畫作中，見過它筆直高大的身影。在希臘羅馬時期和伊斯蘭世界，絲柏與死亡、哀悼相關，而在近代，它清爽沉穩的木香是男性或中性香水中常見的香調，也以鎮定和收斂的特性廣為人知。

身心靈功效

★ 祛痰抗炎。能舒緩咳嗽、感冒、鼻塞，促進呼吸順暢。

★ 促進血液循環與能量流動，有助於紓解靜脈曲張和水腫。

★ 舒緩肌肉的緊張與疼痛，增強肌肉彈性。

★ 有助於鎮靜神經系統，減輕壓力和焦慮。可以帶來心靈上的平靜和放鬆感，促進睡眠品質。

絲柏精油 FAQ

萃取部位	枝葉。
種類	除了一般常見的絲柏還有一種藍絲柏精油，萃取於澳洲原生的藍絲柏樹，因含有癒創木天藍烴而呈現少見的藍色，有更強大的消炎、止敏和護膚效果。
辨識品質	色澤為無色、淡黃或很淡的綠色，氣味為雨後森林般清新的木質香。
使用禁忌	懷孕初期須避免使用。
保存期限	2-3年。不過木類精油若保存得宜，變質機率極低。

4月1日／

092

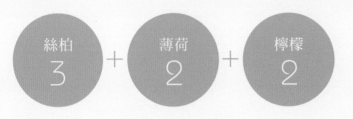

[加分精油 → 野橘 2]

娛人不愚人

自娛娛人的愚人節配方，
一起歡樂地度過這一天。

4月1日是愚人節。今年不妨試試用香氣來慶祝吧！清新、爽朗又柔和的木質調香氣，讓人回想起那些愚蠢到令人大笑出聲、充滿樂趣的時刻，加分的野橘讓整體氛圍更爽朗。

4月2日／

093

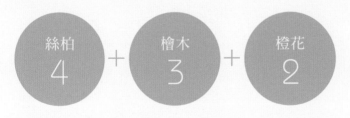

[加分精油 → 松針 2]

枕出幸福夢境

把臉深深埋進枕頭裡，
嗅聞來自林木間的清爽氣息。

絲柏、檜木和松針來自不同樹木的枝葉或毬果，能夠幫助你加深呼吸，而橙花的甜美芬芳，則帶來一份舒適的安心感，彷彿躺進蓬鬆柔軟的枕頭中，整個世界都安靜下來。

(NOTE) 4月2日是國際枕頭大戰日，和朋友相約來打場枕頭仗吧！

絲柏精油

094

天然體香劑

除臭滅菌一次到位，從現在起擁有清新的自信。

4月3日 /

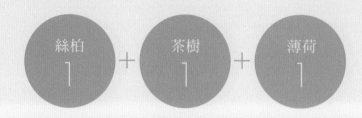

絲柏
1

+

茶樹
1

+

薄荷
1

[加分精油 → 尤加利 1]

絲柏很適合作為學生或年輕族群改善體味、汗味或狐臭的體香配方，搭配茶樹增強殺菌力，薄荷則留下令人愉悅的涼香。精油的好處是以分解取代掩蓋氣味，香氣天然，治標也治本。

(NOTE) 將精油：酒精＝1：10 的比例，調成體香噴劑。

095

大人的兒童節

今天也花一點時間，陪伴內在的小小孩。

4月4日 /

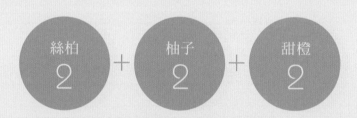

絲柏
2

+

柚子
2

+

甜橙
2

[加分精油 → 薰衣草 1]

除了讓孩子有個開心的兒童節，也別忘了透過這款甜美的香氛配方，帶自己重返無憂無慮的孩提時光。柑橘系的柚子、甜橙，酸甜的清香讓人聯想起下課時和同學們分享的彩色糖果，絲柏則注入新鮮的大自然氣息，令人忘卻日常煩憂。

4月5日/

天清地明疏肝氣

春深處疏通肝氣，
神清氣爽地走過春天。

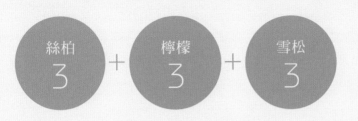

[加分精油 → 百里香 2]

清明多雨潮濕，也是肝氣旺盛之時。絲柏具有極佳的收斂、排水作用，能排除體內毒素，檸檬有助於降肝火，雪松當中又以喜馬拉雅雪松最能促進循環與消除水腫。調和基底油後進行淋巴按摩，調理肝氣與氣血，打開凝滯的身體。

NOTE 調成濃度 5% 的按摩油使用。

4月6日/

肺的守護神

在空汙時代，
用天然的方式保護呼吸系統。

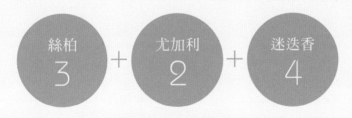

[加分精油 → 松針 2]

韓國研究發現，絲柏有助於改善呼吸道的過敏反應、抑制過敏性哮喘，也能快速改善空氣品質，適合呼吸不順暢、肺部積痰或呼吸系統較脆弱的人。尤加利可幫助開胸、舒緩呼吸道，迷迭香的氣味充滿穿透力，也能舒緩並調節呼吸系統。

按摩消水腫

這是經典的改善浮腫配方，促進身體循環，打好健康根基。

絲柏 4 + 葡萄柚 2 + 杜松莓 2

[加分精油 → 薑 2]

今天是世界健康日。絲柏除了能提供心理上的支持感，更有優異的收斂效果，搭配同樣有助於消水腫、改善循環的葡萄柚和杜松莓，可以在洗澡後以此配方調和成按摩油，往心臟方向按摩。

NOTE 調成濃度 5% 的按摩油使用。

◆ 懷孕期間有禁忌和特別推薦的精油有哪些？

懷孕初期12週以前及懷孕後期30週後，避免使用具有激勵作用及收縮平滑肌的精油，如迷迭香、快樂鼠尾草、冬青木、丁香、羅勒等；以及具有通經活血的精油，如天竺葵、香蜂草、玫瑰、伊蘭、茉莉、馬鬱蘭等。

此外，一般的擴香，只要該精油的氣味不會讓孕婦有噁心不適感都可使用。特別推薦可以緩解情緒低潮與噁心感的精油，如葡萄柚、佛手柑、甜橙和檸檬。

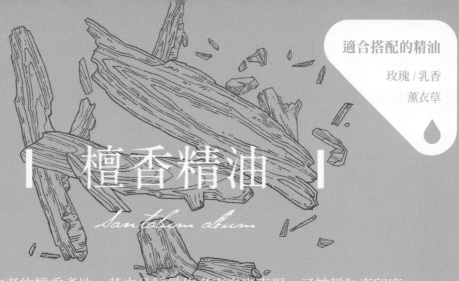

檀香精油

Santalum album

印度是古老的檀香產地，其中品質最佳者來自麥索爾，又被稱為東印度檀香。長久以來，檀香都被視為擁有神聖力量的植物，用量、需求均高，但由於生長緩慢，近年來印度官方已做出嚴格的出口限制。其他產地還有印尼、越南、澳洲、新喀里多尼亞等。

身心靈功效

★ 讓心靈恢復平靜、鎮定，減輕焦慮、憂鬱和緊張。

★ 提升靈性意識、與內在精神連結，可用於打坐或冥想。

★ 放鬆身心，讓人容易入睡並改善睡眠品質。

★ 集中精神、提高專注力，對學習、工作和創作有所助益。

★ 具抗菌、抗炎特性，另外也對呼吸系統有所幫助。

檀香精油 FAQ

萃取部位　　木心，且需要樹齡30年以上的檀香木才能提煉出品質優良的精油。

種類　　依照產地，成分上也略有不同。另外所謂的西印度檀香其實是阿米香樹，與檀香並無關連。

辨識品質　　一般質地都較為黏稠，色澤從淡黃到深棕都有。由於珍稀且價位較高，建議向品質值得信賴的品牌購買。

使用禁忌　　懷孕初期須謹慎，其他無禁忌。

保存期限　　妥善保存下會越陳越香，值得收藏。

099

東方淨土

浮華亂世都靜止，感受內在的神聖與豐盈。

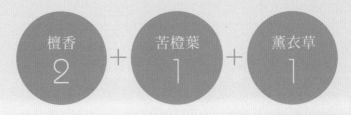

檀香
2
＋
苦橙葉
1
＋
薰衣草
1

[加分精油 → 佛手柑 1]

檀香被視為神佛的專用精油，與佛教淵源甚深。以沉靜的檀香，搭配甜美感性的薰衣草，並以苦橙葉淡淡的柑橘香氣作點綴，讓整體香氣更平衡。閉上眼睛，仔細嗅聞這款配方，感受到遠離塵世的神聖與寧靜。

100

頂天立地

以檀香獨特的香氣釋放深層緊繃，重振自信與雄風。

檀香
3
＋
玫瑰
2
＋
薰衣草
1

[加分精油 → 天竺葵 1]

帶有東方神秘色彩的檀香，在餘香繚繞時，也能讓人感受到王者的尊貴與霸氣。如果你或另一半「心有餘而力不足」，可以透過檀香，搭配華麗雍容的玫瑰、以及舒緩效果絕佳的薰衣草，讓身心放鬆，空間也更加浪漫性感。

4月10日／

廣結善緣

與人為善，散發靈魂的芬芳。

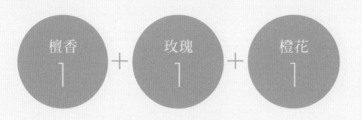

[加分精油 → 雪松 1]

人依靠因緣生存在這世界上，而檀香的能量與靈性，能帶來更好的緣分。檀香、雪松都有神聖氣場，玫瑰和橙花則讓兩者的甜香底蘊更突顯。配方整體有淡雅的花香，給人親切友善的印象，哪怕只是抹一滴在耳後，也能感覺一整天被正能量包圍。

4月11日／

寵物日幸福配方

每一個毛孩，都是生命中最美好的遇見。

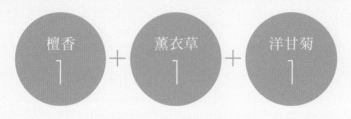

[加分精油 → 乳香 1]

4月11日是國際寵物日，不妨以此配方，打造純真舒適的家居空間。木香與樹脂香氣創造出平靜氛圍，加上薰衣草、洋甘菊的愉悅花香，讓室內空間搖身一變，成為有著溫柔陽光的春日草原，和毛孩一同享受彼此最幸福的陪伴。

103

水潤小心機

快速補水又凍齡，熟齡肌的秘密武器。

4 月 12 日 /

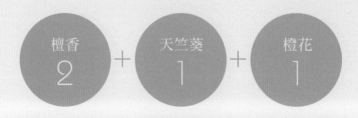

| 檀香 2 | + | 天竺葵 1 | + | 橙花 1 |

[*加分精油 → 薰衣草 1*]

檀香潤澤肌膚與抗老的能力備受肯定，長期使用有修復效果，尤其適合老化、乾燥及缺水膚質。天竺葵能平衡油脂分泌，橙花則能提亮肌膚光澤。若為混合性膚質，可再加上薰衣草，強化油水平衡。可以此按摩油每晚按摩臉部。

NOTE 以荷荷巴油調成濃度 3% 的按摩油，用於臉部。

104

重獲新生

回歸中心，找到充滿力量的嶄新自己。

4 月 13 日 /

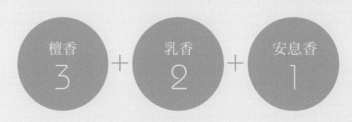

| 檀香 3 | + | 乳香 2 | + | 安息香 1 |

[*加分精油 → 雪松 1*]

檀香篤實而堅定的木香，彷彿一個強而有力的擁抱，乳香、安息香的搭配，則帶來通透且具有深度的溫暖甜香，加分的雪松能讓甘甜氣味更持久。這款配方能陪伴你度過深沉的哀傷情緒，得以重生。此外，也非常適合在冥想或打坐時使用。

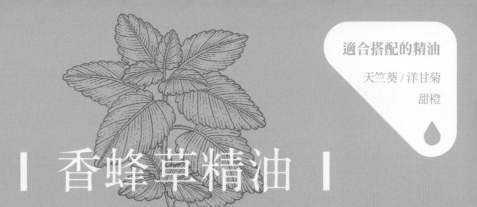

適合搭配的精油

天竺葵 / 洋甘菊

甜橙

┃ 香蜂草精油 ┃

Melissa officinalis

原生於地中海和西亞地區，因受蜜蜂喜愛而得名，葉片有淡淡的檸檬和蜂蜜清香。香蜂草自古以來即被視為對心臟、神經、消化系統有諸多助益的藥草，對鎮靜情緒有所幫助，也能減緩胃脹氣帶來的不適感。在古代歐洲，香蜂草茶被用於治療感冒。

身心靈功效

★ 絕佳安神用油，可處理憂鬱、焦慮所致的自律神經失調。

★ 安撫情緒，平衡緊繃或灰暗心情，使人恢復鎮靜與積極。

★ 用於皮膚或呼吸道過敏，效果與德國洋甘菊同樣顯著。

★ 舒緩生理期間與更年期的不適。

★ 氣味可用於驅蟲，並減少被蚊蟲叮咬。

★ 改善因緊張或神經系統所造成的失眠。

香蜂草精油 FAQ

萃取部位	全株。
辨識品質	香蜂草精油應有蜂蜜與檸檬的香甜氣味，由於價格差異懸殊，建議向可信賴的品牌購買。
使用禁忌	懷孕初期須謹慎。接觸皮膚請採低劑量，家有小孩、寵物，以保持1公尺外擴香為宜。目前無蠶豆症致敏案例。
保存期限	2年。若氣味變酸或變臭則不宜再使用。

105

4月14日 /

單身萬歲

就算只有自己一人，也可以活得明亮燦爛。

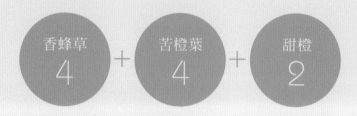

香蜂草 4 + 苦橙葉 4 + 甜橙 2

[加分精油 → 薰衣草 2]

今天是韓國的黑色情人節，也是屬於單身者的節日。香蜂草輕盈的花香，搭配苦橙葉略為苦澀深沉的香氣，再加上甜橙、薰衣草溫和柔美的香調，象徵著獨立的灑脫與自在，一個人也值得擁有世間一切美好。

106

4月15日 /

青春亮澤肌

香蜂草兼具鎮靜與安撫功效，是肌膚保養的熱門選擇。

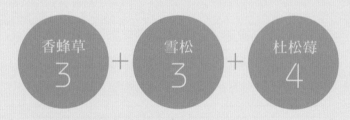

香蜂草 3 + 雪松 3 + 杜松莓 4

[加分精油 → 薰衣草 1]

香蜂草適合調理偏油、易過敏的膚質，能幫助肌膚恢復正常代謝，找回健康光澤。雪松能強化鎮靜肌膚、緩解發炎反應，杜松莓則能平衡肌膚油水。不管幾歲都可用此配方，喚醒細胞的青春活力。

NOTE 以 3% 濃度調和基底油後，按摩臉部或頭皮。

4月16日／

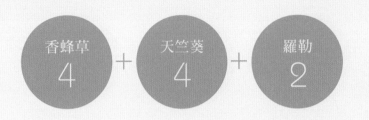

香蜂草不論對生理期或更年期都有安撫效果，對更年期可能出現的自律神經失調也能有所幫助，搭配天竺葵和羅勒，可發揮協同作用。若有經期不順、腹部痙攣等困擾的人，可以在生理期前後以此配方按摩下腹部。

(NOTE) 調成濃度 5% 的按摩油使用。

女性守護

調節生理週期、舒緩經痛、舒緩更年期障礙都適用。

4月17日／

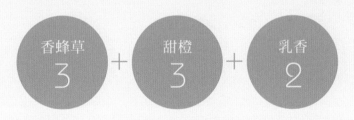

[加分精油 → 岩蘭草 1]

香蜂草能滋補神經系統，也是處理各種情緒問題時芳療師常用的精油。香蜂草清新的香氣和甜橙明亮的果香，能驅除負面情緒，帶來生命的希望，乳香溫和醇厚的甜香，帶來連結內在的強大力量。以此配方擴香或泡澡，替身心靈卸下重擔，向前邁進。

生命萬靈丹

在深陷疲憊與困頓時，重拾積極與活力。

109

銀髮族失眠救星

春日野餐般的香氣帶來深度減壓，幫助長輩進入安眠狀態。

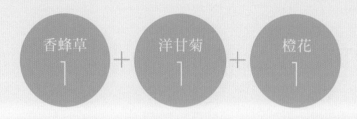

香蜂草 1 ＋ 洋甘菊 1 ＋ 橙花 1

[*加分精油 → 薰衣草 1*]

英國巴斯大學的研究發現，香蜂草能幫助失智症患者與年長者一夜好眠，可用於處理輕至中度的睡眠障礙。搭配洋甘菊輕柔的蘋果甜香，能使人脫離緊繃狀態，橙花和薰衣草的花香，讓身心放鬆的感受更加乘。這款配方簡單而安全，值得一試。

110

心的釋放

用香氣幫助呼吸踩煞車，深吸深吐，讓心跳慢下來。

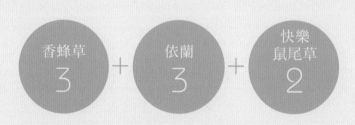

香蜂草 3 ＋ 依蘭 3 ＋ 快樂鼠尾草 2

[*加分精油 → 薰衣草 1*]

香蜂草兼具強心與安撫效果，在中世紀就頗受注目。以香蜂草的蜂蜜草香、依蘭濃郁的花香搭配快樂鼠尾草強烈的藥草香，每個香調都有自己的獨特韻律，彼此間卻能和諧共鳴。用於擴香可使急促的呼吸與心跳平靜下來，緩和心悸的緊張感。

穀雨養生

來到春天的最後一個節氣，養生首重除濕氣。

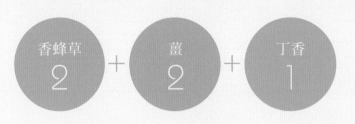

香蜂草
2
+
薑
2
+
丁香
1

[加分精油 → 甜橙 4]

香蜂草對循環、神經系統有全面作用，薑有助於疏通肝膽經絡，使氣血循環順暢，同時消除堆積的毒素。丁香有助於腸道蠕動、消脹氣，對脾胃經絡有所助益。趁夏天來臨前以此配方按摩腹部，可幫助暖腹，促進身體代謝外還能瘦小腹喔。

NOTE 調成濃度 5% 的按摩油使用。

◆ 四月精油關鍵字

因為濕氣沉重，心中有說不出煩躁的四月份，以五款有排水去濕、鎮定心神功效的精油為主角。
絲柏：長壽
檀香：精油之神
香蜂草：靈活
杜松莓：排水
百里香：排毒

香蜂草精油

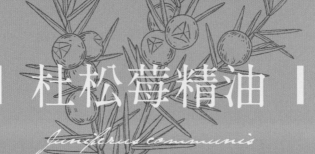

適合搭配的精油

薰衣草 / 迷迭香

佛手柑

| 杜松莓精油 |

Juniperus communis

杜松莓的名稱來自於萃取部位（Juniper Berry），杜松果、杜松漿果或杜松子指的都是同一種精油。杜松自古以來就與人類社會有很深的聯繫，可以釀造琴酒，亦有助於身體排水與排毒，此外，許多地方都有在淨化空間或消毒、殺菌時使用杜松的習俗。

身心靈功效

★ 在精油中排毒、排水效果數一數二，可促進循環代謝。

★ 也可用於身心靈層面的淨化，排除憂鬱、恐懼、憤怒和煩躁等情緒，激發內在力量和勇氣。

★ 氣味清爽振奮，可提升專注力並讓思緒清晰。

★ 提振精神，減輕疲勞和倦怠感，帶來活力和動力。

杜松莓精油 FAQ

萃取部位	漿果。
種類	分為杜松和杜松莓。兩者都取自杜松，其中杜松以蒸餾法萃取自枝葉，杜松莓萃取自漿果。杜松莓比杜松多一點香甜的漿果氣息，對利尿，舒緩，消炎等功效也更佳。
辨識品質	色澤為淡黃綠色，杜松偏木質調，杜松莓香氣較甜美。
使用禁忌	懷孕初期應避免。用於按摩，建議以四肢按摩為主，不要用在臉部及胸腹。有腎臟相關疾病患者不宜使用。
保存期限	2-3年，過期不建議使用。

4月21日 /

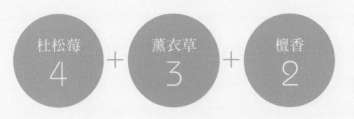

杜松莓 4 ＋ 薰衣草 3 ＋ 檀香 2

[加分精油 → 香蜂草 1]

金牛座的你一旦下定決心，就會堅忍不拔地埋頭努力，也因此不太懂得去排解心中的壓力。杜松莓針葉林與漿果混合的氣息，帶來踏實中些許輕盈的感受，薰衣草能緩解焦慮和壓力，檀香則能注入自信心，讓你能更無畏地面對挑戰，往目標前進。

堅毅可靠的金牛

勤奮、可靠、穩扎穩打、務實又充滿毅力的實踐者。

4月22日 /

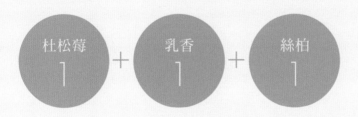

杜松莓 1 ＋ 乳香 1 ＋ 絲柏 1

[加分精油 → 松針 1]

每年的4月22日是世界地球日，也是適合提升環保意識、與大地連結的時刻。杜松莓強大的淨化力，讓身心一起排毒，深邃的乳香和絲柏，則帶來甜美的神聖氛圍，在這款配方的清澈香氣中，感受自然之美。

連結大地之母

透過樹木香氣淨化氣場，感謝大自然的無私餽贈。

114

書香時光

沉浸在書本世界中，開啟一趟豐富多彩的精神遠航。

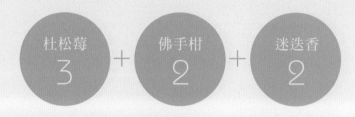

杜松莓 3 ＋ 佛手柑 2 ＋ 迷迭香 2

[*加分精油 → 薰衣草2*]

每年的4月23日是世界閱讀日，也是莎士比亞等偉大作家的逝世或誕生之日。這是款適合搭配閱讀的香氛，杜松莓有助沉澱心靈，佛手柑細緻的果香讓人心情輕盈愉悅，迷迭香則能幫助你更專注。在香氣陪伴下靜心讀本書吧。

115

追求卓越

相傳古代奧運選手會在比賽前，利用杜松莓提高自身力量。

4月24日／

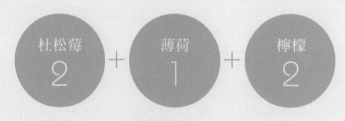

杜松莓 2 ＋ 薄荷 1 ＋ 檸檬 2

[*加分精油 → 絲柏1*]

杜松莓有類似腎上腺素的激勵作用，薄荷清涼醒腦，能瞬間強化集中力，檸檬清爽的香氣則能舒緩緊張，不讓焦慮來搗亂。用這款香氛配方在運動前為自己加油打氣，積極迎接每一個目標的挑戰。

4 月 25 日 /

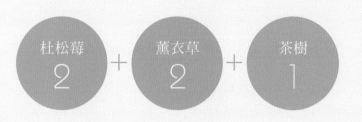

[*加分精油 → 檸檬 1*]

想要同步為身心靈好好淨化，千萬別忘了杜松莓！搭配舒緩溫和的薰衣草，能促進細胞再生和修復，茶樹則讓淨化排毒的效果更全面。這款配方特別適合油性膚質，能一口氣清理身體內外，讓人感覺煥然一新。

(NOTE) 調成濃度 5% 的按摩油後，用於身體。

排毒大掃除

啟動身心循環，
將體內垃圾一掃而空。

4 月 26 日 /

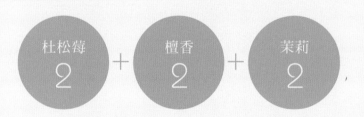

[*加分精油 → 乳香 1*]

杜松有提振精神、掃除疲憊的效用，搭配檀香神聖慷慨的香氣，以及茉莉充滿激勵感的高雅花香，能消除欲振乏力的倦怠感受。這個配方擁有豐沛的陽性能量，能在安撫心神的同時，照亮前行的路，讓你以清明的思緒，迎接新的一天。

神采奕奕

讓溫柔強大的香氣保護，
為內在重點一盞心燈。

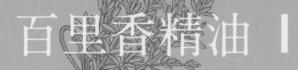

┃ 百里香精油 ┃

Thymus serpyllum

百里香曾出現在希臘神話中，被視為具有保護、淨化和醫治的能力，廣泛用於抵抗疫病和烹飪之中。在近代芳療上，百里香為抗菌力非常優秀的精油，廣泛用於處理各種皮膚問題，及預防細菌、病毒的侵害。

身心靈功效

★ 強大的抗菌、抗感染、抗病毒能力。

★ 提振精神、增強活力，並促進行動力。

★ 含大量抗氧化物質，可中和自由基，減少細胞損傷。

★ 成分中的沉香醇有助於減輕壓力並改善大腦疲憊感。

★ 促進消化系統健康。抗炎、鎮靜並減輕腸胃道問題。

百里香精油 FAQ

萃取部位	全株。
種類	建議由拉丁學名辨識。Thymus serpyllum的酚類含量高，抗菌抗感染和振奮的能力更強，沉香醇百里香（Thymus vulgaris ct. linalol）的沉香醇含量高，在提升免疫力的同時較為溫和。
辨識品質	色澤為無色透明至淡黃色，若為紅色是金屬微量溶解導致，須避免。清澈不黏稠，且具有強烈、辨識度高的藥草香。
使用禁忌	不適合懷孕婦女或嬰幼兒使用，請謹慎。
保存期限	通常以2年為基準，超過保存期限容易變質。

4 月 27 日 /

百里香
2
+
迷迭香
1
+
甜橙
1

[*加分精油 → 檸檬 1*]

戰士的勇氣

傳說羅馬士兵在出征前會佩帶百里香，鼓舞精神並激發作戰時的勇氣。

百里香明亮堅定的細緻草香，穿透力極強，能提振精神，並激發身體深處的潛力。搭配對應喉輪的迷迭香，讓表達跟得上思考，甜橙愉快的果香則讓心情更明亮。在面對生活中的大小難題時，不妨善用這個配方，引領自己突破難關。

---

4 月 28 日 /

百里香
4
+
雪松
2
+
苦橙葉
4

[*加分精油 → 薰衣草 1*]

情緒保護傘

不讓情緒的陰霾，遮蓋你的晴空。

百里香中的沉香醇氣味清新溫暖，在提神的同時帶來沉靜之感，有助改善低落的情緒。搭配香氣甜美、性格沉穩的雪松，以及有著木香與果香的苦橙葉，就像是陰天中一抹明亮的陽光照下。這個配方能讓你更專注於當下的感覺，很適合搭配瑜珈練習。

120

冷靜思考

平撫驚惶失措的感受，在「想不出來！」的時候拯救你。

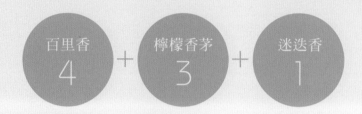

百里香 4 ＋ 檸檬香茅 3 ＋ 迷迭香 1

[加分精油 → 檜木 1]

百里香能讓你釐清思緒，鎮定神經的同時打開思路。檸檬香茅搶眼的茅草香，能讓人快速恢復生氣，再搭配能幫助集中精神和大腦認知功能的迷迭香。讓自己脫離焦慮，想法更自由開放，遇見前所未有的好點子。

121

4 月 30 日 /

優雅抗菌高手

抗菌消毒的同時，也要追求五感療癒。

百里香 1 ＋ 佛手柑 1 ＋ 茶樹 1

[加分精油 → 綠花白千層 1]

百里香精油是多位芳療大師公認抗菌力最強的精油之一，其中百里香酚的殺菌力僅次於肉桂醛。加入佛手柑能平衡整體氣味，讓香氣更宜人，茶樹則能減緩配方刺激性，還能增強抗菌效果。此配方非常適合家裡有長輩的人擴香抗菌。

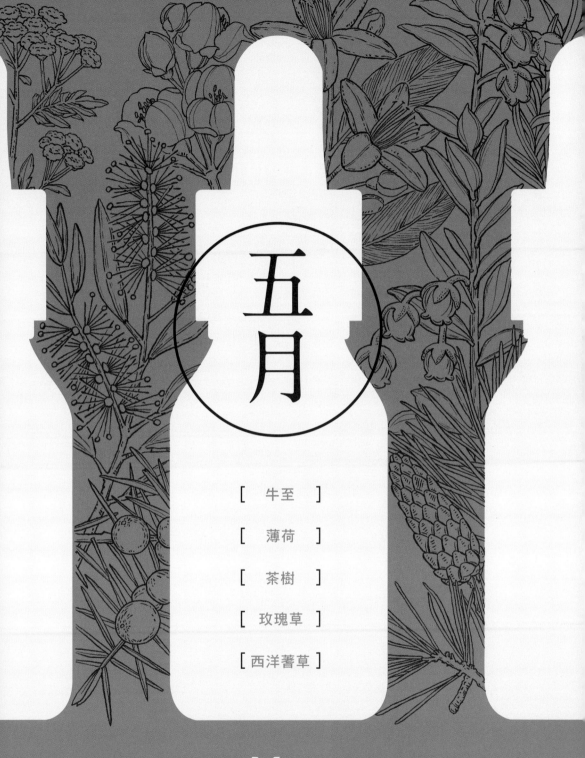

五月

[牛至]

[薄荷]

[茶樹]

[玫瑰草]

[西洋蓍草]

May

| 節氣 | 立夏、小滿 | 星座 | 雙子座 | 關鍵字 | 不煩躁、消毒、藥草香

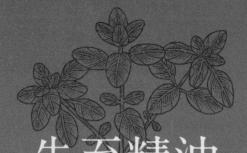

┃ 牛至精油 ┃

Origanum vulgare

也稱為牛至草、奧勒岡或野馬鬱蘭，在希臘神話中曾有它的蹤影，是地中海沿岸國家常見的烹飪香料，在中世紀則用於淨化身心。現代研究進一步發現，牛至精油在抗菌、抗氧化、鎮痛、抗炎和消炎上均有功效。

身心靈功效

★ 強大的抗菌效果，甚至超越一般熟知的茶樹精油。

★ 舒緩呼吸道問題，減輕喉嚨痛、咳嗽、鼻塞等症狀。

★ 改善腸胃不適、消化不良，同時具有消炎和止痛作用。

★ 成分中的酚類可舒緩神經，減輕壓力和焦慮。

★ 抗氧化作用。

牛至精油 FAQ

萃取部位	全株。
種類	容易與馬鬱蘭混淆。相比之下，牛至有比較多的酚類，針對抗菌、抗氧化等有所幫助，馬鬱蘭則更為溫和。
辨識品質	色澤為淺黃色，清澈透明度高。氣味是清新、辛辣、芳香並帶著微甜，具有一定程度的刺激性。
使用禁忌	懷孕、蠶豆症、嬰幼兒須避免高濃度接觸使用，可擴香。
保存期限	3-5年。過期的話刺激性會降低，變得更溫和，但功效上也會較弱。

5月1日／

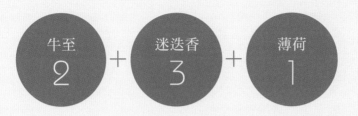

[加分精油 → 檸檬 2]

工作生活平衡

為勞動者設計的配方，
讓你在高效的同時保持放鬆。

勞動節的這一天，更要注意身心平衡並適時地排解壓力。這款配方
適用於辦公室、工作室、工廠等；牛至清新辛辣的草本香氣能在帶
來平靜的同時提升專注力，搭配能幫助集中的木質調迷迭香，以及
在提振精神的同時，舒緩頭痛和呼吸不順的薄荷。

5月2日／

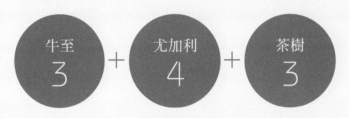

[加分精油 → 乳香 2]

肌膚抗菌救星

以三款抗菌精油調出複方，
降低刺激同時也擴大抗菌能力。

牛至、尤加利、茶樹都是大名鼎鼎的抗菌精油，加分精油的乳香在
此是作為修復及滋潤之用。這款配方調和後可處理皮膚上的痤瘡、
減輕發炎反應，而乳香對於刺激紅腫或乾燥肌膚也有幫助。

NOTE 用於身體濃度不得超過 5%，用於臉部濃度 1-3%。

124

居家防霉

讓天然草本香味，成為抗菌的第一道防線。

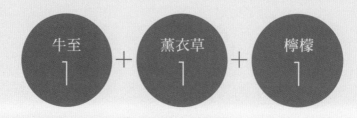

牛至
1

+

薰衣草
1

+

檸檬
1

[加分精油 → 尤加利 1]

牛至有強力的抗菌和消毒作用，能提升免疫力，氣味偏向草香。搭配具鎮靜、放鬆作用的薰衣草花香，以及能讓空氣更清新的檸檬果香。加分精油的尤加利，能更進一步協助改善空氣品質，並預防呼吸道疾病。

125

南歐假期

想像在鄉村風廚房裡打開窗，香草氣息撲鼻而來。

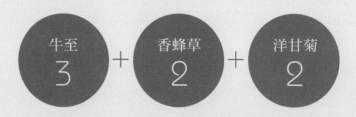

牛至
3

+

香蜂草
2

+

洋甘菊
2

[加分精油 → 迷迭香 1]

牛至又稱為奧勒岡，是義式料理中常用到的香料。配方中的幾種精油，都是地中海一帶的原生香草，有著清新甜美的花草香，也是歷史悠久的傳統草藥，既能舒緩情緒、帶來新的活力，並透過香氣，開啟更多想像的空間。

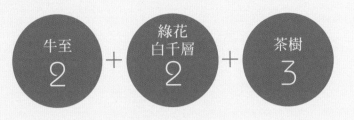

牛至
2
＋
綠花
白千層
2
＋
茶樹
3

［ 加分精油 → 百里香 1 ］

牛至除了抗菌，也可幫助減緩紅腫和刺激，對感染性、過敏性皮膚炎有所助益。綠花白千層能降低皮膚發炎情況，茶樹則是溫和的抗菌精油。此配方可用於處理痤瘡、粉刺、皮膚感染或過敏性肌膚。

NOTE 調成濃度 3% 的按摩油，可用於全身按摩。

◆ 牛至殺菌力很強，可以直接取代茶樹精油嗎？

曾有不只一項研究發現，牛至在殺菌力上更優於茶樹。那麼在想要消毒殺菌時，用牛至就可以了嗎？

殺菌力強通常也代表刺激性較大，因此牛至是相對比較刺激的精油。茶樹最大的優勢在於殺菌效果好之外，還非常溫和，無論孩童、孕婦都能安心使用。不同的精油各有長處，可以依照需求選擇。

另外，殺菌力比的是單方對抗病菌的種類數量及抑制能力，若是用前面介紹的複方精油，等於將能有效克制不同細菌或病毒的精油結合在一起，同時還能變得較不刺激，所以用幾種精油調成複方使用，也是聰明的做法。

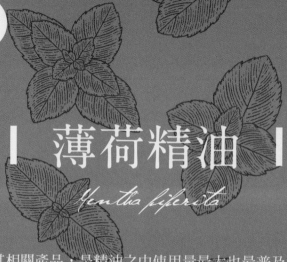

適合搭配的精油
檸檬 / 尤加利
迷迭香

薄荷精油
Mentha piperita

薄荷精油與其相關產品，是精油之中使用量最大也最普及的種類。從牙膏、口香糖、花草茶到薄荷棒、防蚊軟膏，都可以聞到它容易辨識、充滿穿透力的清涼香氣。天然的薄荷精油和合成的薄荷醇相比，多了青草香和富變化的尾韻，隔了一段時間，還能聞到甜美清香。

身心靈功效

★ 刺激大腦，有助於提振精神和集中注意力。

★ 有鎮痛作用，可以緩解頭痛、偏頭痛和肌肉疼痛。

★ 清涼香氣可讓人從憤怒、歇斯底里或恐懼等狀態清醒。

★ 幫助呼吸道通暢，緩解喉嚨痛、咳嗽和哮喘等症狀。

★ 緩解胃部不適、消化不良，也有助於排便。

薄荷精油 FAQ

萃取部位　葉片、全株。

種類　薄荷品種眾多，精油上常見的有兩種。胡椒薄荷（也稱為歐薄荷，英文為peppermint）：香氣清涼偏辣，有比較高比例的薄荷醇，因此涼感較高。綠薄荷（英文為spearmint）：香氣溫和偏甜，讓人聯想到薄荷口香糖，成分以溫和的酮類為主。

辨識品質　無色透明至淡黃色，質地清澈不黏稠。

使用禁忌　可能會對胎兒造成風險，懷孕期間最好避免使用。寵物、孩童不可直接接觸薄荷精油，擴香需保持1公尺距離。蠶豆症需了解成分後判定，可諮詢芳療師或醫生。此外，薄荷較為刺激，須充分稀釋並試擦後再使用。臉部、尤其是眼睛附近須避免。

保存期限　2-3年，如妥當保存可再延長。薄荷精油會隨著時間愈發香甜，顏色會更偏黃一點，刺激性也隨之降低。

5月6日/

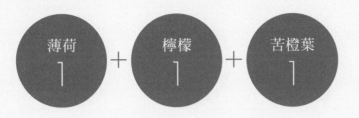

[加分精油 → 絲柏 1]

夏日艷陽當空，而你站在結實纍纍的樹蔭下乘涼，涼風輕拂，樹葉
摩挲……這款配方以檸檬的果香搭配香氣複雜而充滿深度的苦橙
葉，加上帶著清涼感的薄荷，加分精油的絲柏則可以加強樹木氣
味。除了用酒精稀釋成香水，也可以直接擴香使用。

NOTE 以 5-10 倍的 95% 酒精稀釋，放置 2 天以上即可使用。

5月7日/

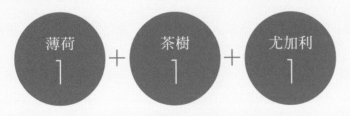

[加分精油 → 檸檬 1]

這是久聞不膩且功效卓越的抗菌配方，最適合處理夏日感冒，而當
流行病肆虐、空氣品質不好或擔心病毒入侵時，也可以擴香使用。
除了能讓空氣清新、殺菌消毒之外，還能提高免疫力，並緩解呼吸
道問題。

129

清爽護髮

髮根到髮梢都清涼，人也跟著輕鬆了起來。

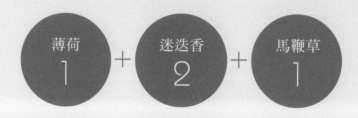

[*加分精油 → 依蘭 1*]

調成護髮霜後抹於剛洗完頭的濕髮上，戴浴帽半小時，再用清水沖掉。薄荷可以刺激循環、減少油脂分泌並減少頭皮屑，迷迭香、馬鞭草均可平衡油脂分泌，讓頭皮與頭髮更健康。

NOTE　將薄荷 2 ml、迷迭香 4 ml、馬鞭草 2 ml 混合均勻後，加入事先拌勻的 50 ml 蘆薈膠和 200 ml 淨水中，就是護髮霜。

130

口氣清新

用精油調成漱口水，讓說話時更自在。

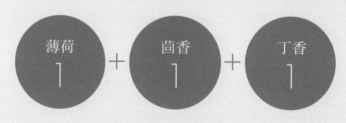

[*加分精油 → 茶樹 1*]

今天是世界微笑日，就用芬芳的精油漱口水開啟一天吧。每次漱口時，可含在口中約5-10秒後吐掉，之後再以清水漱口。清涼微辣的薄荷、微甜的茴香和略帶苦澀的丁香，可以殺菌、消炎、預防口腔問題發生，並有效改善口腔氣味。

NOTE　清水 300 ml 滴入配方 10 滴，充分搖勻即可使用。請注意不可誤食，若覺得太刺激請立即停用。

5月10日／

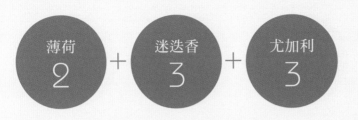

薄荷 2 ＋ 迷迭香 3 ＋ 尤加利 3

[加分精油 → 冷杉 2]

這款配方可以透過殺菌和氣味中和，消除鞋櫃的腳臭、衣服上的汗味、汽車中的異味等，還能預防狐臭，可説是相當萬能。薄荷的涼香能讓人精神一振，加分精油的冷杉則可舒緩皮膚。

NOTE 按比例調配好後加入 10 倍的 75% 或 95% 酒精稀釋，裝於噴瓶中使用。

5月11日／

薄荷 3 ＋ 香蜂草 2 ＋ 冷杉 3

[加分精油 → 絲柏 2]

充滿穿透力的薄荷，搭配香氣輕盈靈活的香蜂草，以及冷杉如雪中森林的清澈木香，加分精油的絲柏，則有著雨後樹林的氣息。這幾款香氣可共同營造出清新涼爽的感受，同時還有舒緩、放鬆身心的功效。

133

萬用小護士

薄荷清涼且止痛止癢，茶樹、尤加利則能殺菌。

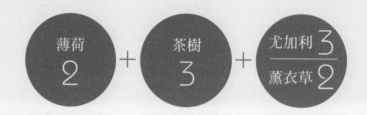

薄荷 2 + 茶樹 3 + 尤加利 3 / 薰衣草 2

將配方按薄荷2ml、茶樹3ml、尤加利3ml、薰衣草2ml先調勻。另準備以耐熱容器承裝的蜂蠟10g與基底油30g，以溫熱不滾燙的水隔水加熱，持續攪拌至蜂蠟完全溶解後，取出容器，加入精油拌勻後待凝固，即是多用途的精油軟膏。

134

高效提神

薄荷與迷迭香能刺激大腦思考，葡萄柚則帶來更多創意與活力。

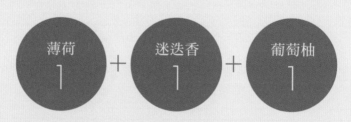

薄荷 1 + 迷迭香 1 + 葡萄柚 1

[加分精油 → 松針 1]

此配方有極佳的協同作用，能在協助大腦提高警覺與專注力的同時，減輕壓力並舒緩緊張，讓精神上的緊繃得以釋放。葡萄柚明亮清新的香氣，能讓人心情愉悅，整體的配方香氣也很宜人。

NOTE 可直接擴香，或調成濃度5%的按摩油使用。葡萄柚須留意光敏性。

5 月 14 日 /

135

蟲蟲不要來

適合戶外活動的驅蟲配方，
可做成防蚊噴霧使用。

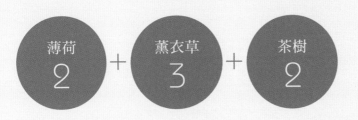

[*加分精油 → 檸檬香茅 1*]

這款配方中的精油，包含不同蚊蟲避之唯恐不及的氣味，結合起來
非常適合在野外使用。不過，因為檸檬香茅較刺激，建議做成噴霧
後噴灑在四肢、衣物上，避開頭部和眼睛。若感覺刺痛灼燒感為過
敏反應，請立刻用水沖洗。

NOTE　將複方精油以 2:25 的比例加入 75% 酒精中，即為防蚊噴霧。

◆ **市面上含有薄荷的用品，
都是來自植物精油嗎？**

答案是否。

日本科學家野依良治與同事發明以不對稱氫化反應
催化劑技術合成出的薄荷醇，才是一般日用品如牙
膏、清潔劑、口香糖等的主要原料。這也是為什麼
初次聞到薄荷精油的香氣時，會感到與平常習慣的
薄荷氣味有所不同。

薄荷精油

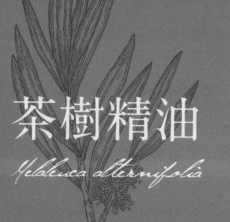

適合搭配的精油

薰衣草 / 迷迭香
綠花白千層

茶樹精油

Melaleuca alternifolia

茶樹原產於澳洲。1770年，英國的庫克船長在澳洲探險時，發現當地原住民會把茶樹的葉子煮成茶來喝，因此得名，對茶樹的科學研究也就此展開。由於在抑菌、消毒上功效卓越，本身又溫和不刺激，茶樹精油被國際芳療大師列為用途最廣的精油之一。

身心靈功效

★ 抗菌功能極佳，對黴菌、細菌、病毒均有抑制作用。

★ 激勵免疫系統。於感冒初期使用可緩解呼吸道症狀。

★ 肌膚保養上，可去痘控油、消炎、清潔與收斂毛孔。

★ 適合用於環境清潔或居家打掃的消毒。

★ 可以防蚊，也能舒緩蚊蟲叮咬後的紅腫搔癢。

茶樹精油 FAQ

萃取部位	枝葉。
辨識品質	色澤為無色至微微的黃色，清澈、容易流動與揮發，氣味略刺鼻。
使用禁忌	無。不過，6個月嬰幼兒擴香需保持1公尺距離，並避免接觸。且特別注意不可用於寵物，曾有將未稀釋茶樹精油用於貓狗身上導致癲癇的紀錄。
能直接接觸皮膚嗎？	茶樹精油是少數能直接接觸皮膚的精油，但須注意：只能小面積點塗，並且第一次使用時需要先做肌膚敏感測試（先擦一點點看看，確認肌膚狀況）。大面積塗抹可能造成嚴重過敏。
保存期限	最佳使用期限為2年內。2年後氣味會較溫和，但殺菌等效果會減弱。

136

茶樹
1

[加分精油 → 薰衣草 1]

不論是青春痞、紅疹或皰疹等，只要不是長在敏感部位、且還未有
傷口、感染或流血，都適合用棉花棒沾取一點茶樹精油，直接點塗
看看。等痞痞開始收斂，就可以改用薰衣草。

NOTE 薰衣草和茶樹精油都可以直接接觸皮膚，但只限於小面積，
切勿大面積塗抹。

137

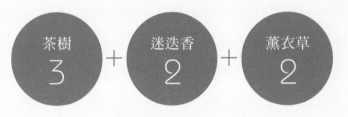

茶樹
3

+

迷迭香
2

+

薰衣草
2

[加分精油 → 佛手柑 2]

茶樹能抗菌消炎，可以改善頭皮搔癢、減少頭皮屑、油脂分泌過剩
等困擾。迷迭香有助於淨化頭皮和頭髮、促進頭髮生長，薰衣草則
可平衡頭皮油脂分泌，加分精油的佛手柑也有助於頭皮以及頭髮的
健康。

NOTE 可視髮量加入 5-10 滴複方精油於無香洗髮精中使用。在頭髮
上多停留 5 分鐘再沖洗即可。

138

感冒快快好

結合兼具舒緩與殺菌功能的精油，讓感冒症狀迅速緩和。

茶樹
3

+

薄荷
2

+

牛至
1

[加分精油 → 檸檬 2]

將以上複方精油4滴加入200-300ml的溫水中，湊近水面嗅聞揮發出的精油，無論以口鼻呼吸均可，若覺得味道變淡可加入熱水重複吸嗅。等到覺得差不多了，將表面精油用面紙吸掉一些後將精油水搖晃均勻，用來漱口。此配方無論有感冒前兆或感冒中都適合。

139

清爽潤膚

自製的精油凝膠天然又好聞，四季皆宜，夏天的時候最好用。

5月18日 /

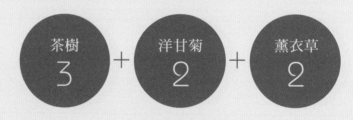

茶樹
3

+

洋甘菊
2

+

薰衣草
2

[加分精油 → 雪松 2]

茶樹的清潔功效強大，洋甘菊與薰衣草均能為肌膚帶來鎮靜並保濕，加分的雪松在收斂外也有護膚功效。將以上配方10滴加入50ml蘆薈膠中拌勻即可使用，完成後的精油凝膠質地清爽，可用於臉部、手腳的保養，也可當作睡前的晚安面膜使用。

NOTE 若想增加滋潤度可添加1ml左右的玫瑰果油，不過需要先拌勻再做使用。

5月19日／

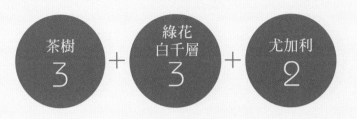

茶樹
3
＋
綠花
白千層
3
＋
尤加利
2

[*加分精油 → 迷迭香 2*]

茶樹、尤加利和綠花白千層都是抗菌和清潔效果數一數二的精油，
搭配草本氣息的迷迭香，可以讓原本爽利的氣息溫和一些。將配方
加入酒精後，可用於清潔公廁馬桶、噴灑於口罩外側抗菌、戶外時
當作乾洗手、貼身衣物清潔，還有進家門前的迅速消毒。

NOTE 精油：酒精＝ 1：7-10 的比例調配後，裝於噴瓶中使用。

5月20日／

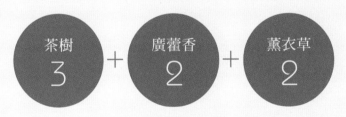

茶樹
3
＋
廣藿香
2
＋
薰衣草
2

[*加分精油 → 玫瑰 1*]

每個女性或多或少都曾遇過私密處搔癢或感染的問題。茶樹除了殺
菌和消除異味，微微的涼感也有助於平撫癢感，廣藿香有助於抗菌
止癢，薰衣草則能帶來滋潤與安撫。可於泡溫泉、游泳後或有不適
狀況時使用。

NOTE 調成 1% 按摩油使用。

142

靈活多變的雙子

化身為機智、聰明，永遠新鮮的風系女子。

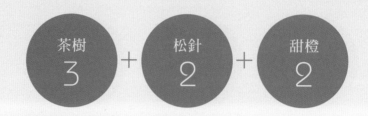

茶樹 3 + 松針 2 + 甜橙 2

[加分精油 → 安息香 1]

雙子座的你想法靈活又熱愛新事物，但當生活中少了變化，就容易感到厭煩。茶樹有著熟悉而略刺鼻的清新穿透感，帶來情緒上的安定與前進的動力。松針讓你勇於向前、也安於放慢腳步，甜橙則能讓躁動的心平靜下來，平衡原本的善變形象。

143

小滿的足浴

小滿恰逢梅雨季，最適合以精油泡腳祛濕。

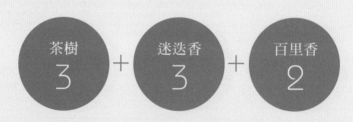

茶樹 3 + 迷迭香 3 + 百里香 2

[加分精油→ 薑 2]

將以上配方10滴加入一盆熱水中泡腳，建議水位超過腳內踝約4指幅。茶樹能殺菌除臭，迷迭香能緩解肌肉痠痛，百里香抗菌力優秀，也可以處理皮膚問題，加分精油的薑則能活血通絡。透過足浴，可以排除體內濕氣，並消除肌肉痠痛與疲憊感。

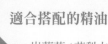

適合搭配的精油
岩蘭草 / 花梨木
檀香

∣ 玫瑰草精油 ∣

Cymbopogon martinii

玫瑰草原產於印度，因為擁有類似玫瑰的香氣而得名，常被用於製作香水、肥皂或化妝品。在印度傳統醫學中，玫瑰草被廣泛用於治療發燒、感染或消化不良，現代研究則得知它擁有抗菌、抗炎等功效。由於香氣溫和，也常被用於舒緩焦慮不安的情緒。

身心靈功效

★ 可殺死多種細菌和真菌，對皮膚感染和發炎有一定效果。

★ 促進細胞再生，並幫助受損的皮膚恢復健康。

★ 調節皮膚油脂分泌，改善油性和混合性肌膚問題。

★ 香氣清新溫和，能舒緩身心緊張，幫助放鬆。

★ 提高免疫力。

玫瑰草精油 FAQ

萃取部位	全株。
玫瑰草和玫瑰有關係嗎？	玫瑰草精油中含有與玫瑰精油相同的成分香葉醇（Geraniol），因此聞起來有淡淡的玫瑰花香，兩者在科屬上是完全不同的。
辨識品質	色澤為淡黃色，氣味為清新而略帶花香的草本香氣。
使用禁忌	目前並無具體案例禁用，但若為懷孕初期，仍建議與醫師溝通後謹慎使用。
保存期限	2年以內。

玫瑰草精油

144

古老東方能量

令人聯想起遙遠東方的香氣，修復肌膚同時讓精神能量更平衡。

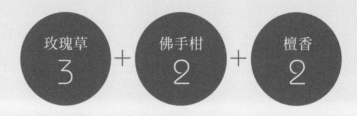

玫瑰草 3 ＋ 佛手柑 2 ＋ 檀香 2

[*加分精油 → 乳香 2*]

玫瑰草和檀香都是原產於印度的古老植物，玫瑰草的香氣清新甜美，檀香則是溫暖沉穩的木質調，搭配輕盈果香的佛手柑，有助於緩解壓力、平衡情緒、幫助放鬆，用於按摩，對皮膚也有保濕、舒緩和修復的功效。

NOTE 調成濃度 5% 的按摩油使用。

145

香氛瑜伽練習

在瑜伽練習中加上精油輔助，讓香氣帶著你回歸內心原鄉。

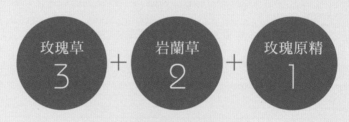

玫瑰草 3 ＋ 岩蘭草 2 ＋ 玫瑰原精 1

[*加分精油 → 薰衣草 2*]

此配方有助於更深層的呼吸吐納。按比例調好配方後，滴在平常使用的瑜伽墊或瑜伽巾上；也可調成按摩油，在脈輪處輕輕按摩。做完幾個深呼吸後再開始例行練習，記得在動作過程中將注意力集中在吸吐上。練習結束時，也以深深的呼吸作收尾。

5月25日 /

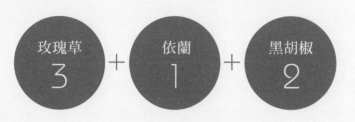

[加分精油 → 天竺葵 2]

鬆軟甜美的午後

溫暖甜美的香氣輕柔圍繞，讓心情從低落煩悶中重回平靜。

玫瑰草在花香中帶著草本香氣，層次豐富；依蘭帶來豐厚的花香；黑胡椒的清爽氣息則令人精神為之一振。玫瑰草、依蘭連同加分精油的天竺葵，對女性有不同層面的好處，配方整體而言有助於放鬆身心、穩定情緒，並平衡荷爾蒙帶來的不適或焦躁。

5月26日 /

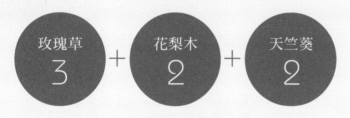

[加分精油 → 薰衣草 2]

窮人的玫瑰

以三種帶有玫瑰香氣的精油，向玫瑰致敬。

三種與玫瑰氣味近似的精油，互相加乘之下讓香氣底蘊更豐厚，除了甜美溫柔的經典花香外，還有木質、草葉隱約的辛辣香氣，能讓人心情平靜、感到放鬆，也能緩解焦慮和壓力。加分精油的薰衣草則讓整體的香氣比例更平衡。

148

無人打擾的清夢

幫助睡眠的同時，
也讓蚊蟲不要來。

5 月 27 日／

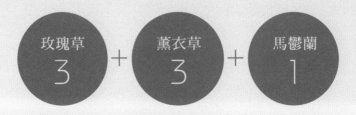

玫瑰草
3

＋

薰衣草
3

＋

馬鬱蘭
1

[*加分精油 → 安息香 1*]

薰衣草和馬鬱蘭都是經典的助眠精油，玫瑰草則有安撫不安的作用。有趣的是，這三款精油也都是香氣相對溫和但能驅趕蚊蟲的用油。加分精油的安息香，則讓整體香氣更加甜美溫柔。

◆ 蚊蟲特別討厭那些精油？

檸檬香茅是驅蟲精油排名第一，可以說是害蟲都怕它，還是驅鼠劑的主成分。此外，具有穿透力清涼有勁的薄荷精油，也是小蟲的最怕，園藝專家都知道在花園中種點薄荷可以防蟲。香茅在原產地印尼也常用來對付夏日蚊蟲，而薰衣草和馬鬱蘭，亦是歐洲芳療界知名的防蟲類精油。

▎西洋蓍草精油 ▎

Achillea millefolium

因為含有罕見的母菊天藍烴，優質的西洋蓍草精油呈現深藍色。它是希臘悲劇英雄阿基里斯在戰場上使用的療傷藥草，可推想古歐洲很早就知道它在治癒外傷、消炎修復的功效，此外，它也是強效鎮靜、放鬆的精油之一，據傳能讓人與神靈相通。

身心靈功效

★ 抗菌消炎、抑制過敏，處理感染、炎症和皮膚問題等。

★ 有鎮靜與舒緩作用，進而促進放鬆與睡眠。

★ 緩解消化系統問題，改善消化功能，並幫助身體排毒。

★ 促進血液循環，減輕疲倦感、肌肉疼痛和靜脈曲張。

★ 回歸中心、澄清思緒、與自我內在連結。

西洋蓍草精油 FAQ

萃取部位	花與葉。
辨識品質	具有強烈的草本和藥草味，有些人可能會感覺有些刺鼻。色澤上通常呈現深藍至藍綠色。
使用禁忌	屬強效類別，請諮詢專業人士後，再用於老弱婦孺。
保存期限	2-3年。精油的深藍色會隨著揮發與暴露在空氣中漸漸變淡，可以據此檢驗保存狀態。

肌膚修護

具消炎、抗敏與鎮靜的選擇，讓肌膚在香氣中得到療癒。

5月28日／

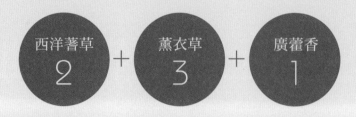

西洋蓍草 2 + 薰衣草 3 + 廣藿香 1

[加分精油 → 乳香 2]

西洋蓍草除了抗敏、殺菌與消炎，也有助於調節皮膚的油脂分泌。薰衣草在修復、鎮靜的同時能維持肌膚油水平衡。廣藿香精油有鎮靜舒緩、抗菌清潔的功效。以上配方帶有花朵與藥草氣息，適用於油性或敏感性肌膚，搭配乳香，滋潤力更加分。

NOTE 調成濃度 5% 的按摩油可用於全身，1-3% 可用於臉部，須避開眼睛周遭。

150

強大的身心守護

獻給努力上班族的配方，修復被掏空般的疲憊心靈。

5月29日／

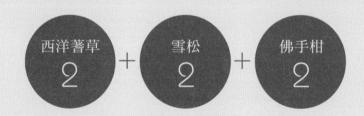

西洋蓍草 2 + 雪松 2 + 佛手柑 2

[加分精油 → 岩蘭草 3]

此配方能讓下班後的你釋放累積的負面能量。西洋蓍草、雪松和岩蘭草都是氣場穩定強大、能讓人回歸中心的精油選擇，佛手柑則帶來輕盈甜香，讓憂鬱一掃而空。調成按摩油後全身按摩，能協助心靈放鬆並提供支持，同時也保養肌膚。

NOTE 調成濃度 5% 的按摩油，可用於全身按摩（臉部、私密部位除外）。

5月30日 /

151

藍色奇蹟

讓精油在製程中呈藍色的成分，正是抗敏修復的絕佳幫手。

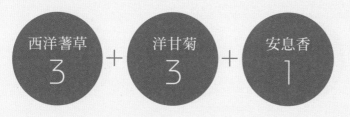

西洋蓍草 3 ＋ 洋甘菊 3 ＋ 安息香 1

[加分精油 → 依蘭 1]

母菊天藍烴可以緩解或平復濕疹、瘙癢、發炎、痤瘡、過敏等皮膚問題，促進細胞再生與癒合，使得膚況趨於穩定，常保年輕。西洋蓍草和洋甘菊都是知名的藍色精油，搭配同樣有修復、止癢作用的安息香，香甜的氣息也有助於緩解壓力。

NOTE 調成濃度 3-5% 的按摩油使用。

◆ 屬於強效級別的精油，除了西洋蓍草還有哪些？使用上有什麼需要注意的事項呢？

快樂鼠尾草、羅勒、百里香等等，這類精油通常含有稀有活性成分，且香氣非常有「存在感」，刺激性也較高。

蠶豆症患者、孕婦、兒童以及癲癇患者等特殊族群，應在諮詢專業人士後謹慎使用。

此外，這些精油在與基底油調配和稀釋時可採比一般更低的濃度，以避免對皮膚或身體產生刺激。

西洋蓍草精油

152

呼吸道保健

搭配精油深呼吸，
為自己帶來新的活力。

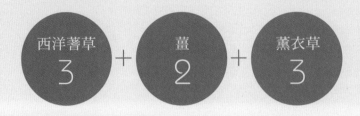

西洋蓍草 3 ＋ 薑 2 ＋ 薰衣草 3

[加分精油 → 冷杉 3]

今天是世界無菸日。這款配方有西洋蓍草的藥草氣息，加上薑微甜
的溫暖、薰衣草的熟悉花香，能讓人在心情上不再緊繃，也有助於
增強呼吸系統的免疫力。加分精油的冷杉，則能為配方中注入一絲
森林的平靜氣味。

◆ 五月精油關鍵字

台灣的5月幾乎已是入夏，天氣悶熱、梅雨季到來，
心情也容易覺得躁動不安。這個月的精油，以五款
帶有藥草香、且能帶走空氣中的潮濕或病菌的精油
為主角。

牛至：祛濕
薄荷：清醒
茶樹：無菌
玫瑰草：戀愛
西洋蓍草：抗炎

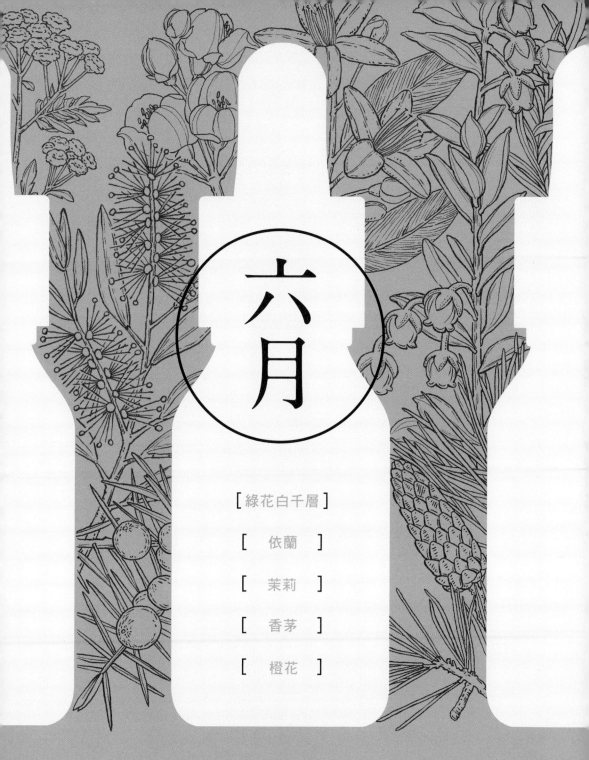

六月

[綠花白千層]

[依蘭]

[茉莉]

[香茅]

[橙花]

June

節氣 芒種、夏至　　星座 巨蟹座　　關鍵字 浪漫花香、六月新娘、百毒不侵

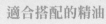

適合搭配的精油

尤加利 / 茶樹

松針

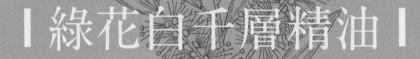

綠花白千層精油

Melaleuca quinquenervia

綠花白千層和茶樹、尤加利一樣原生於澳洲，也同屬桃金孃科，因此有類似的銳利、帶消毒感的氣味。除了抗菌功效，綠花白千層的香氣層次更豐富，甚至多了一絲甜美芳香，在充滿安全感的底蘊中，給人更靈活、輕盈的印象。

身心靈功效

★ 對呼吸系統非常有益，可緩解感冒、咳嗽、鼻塞等狀況。

★ 具抗菌、抗真菌特性，可清潔、保護皮膚，減輕發炎問題，促進傷口癒合。

★ 在情緒低落或沮喪時有助於安定心神。

★ 可化解壓力、緊張與焦慮，減輕疲勞感並提高集中力。

綠花白千層精油 FAQ

萃取部位	葉片。
種類	除了綠花白千層亦有白千層精油。兩者功效類似，不過白千層抗菌和抗真菌的功效更突出，綠花白千層氣味則再溫和一些。
辨識品質	色澤為無色或淡黃色，氣味上則在清新銳利中帶著微甜。
使用禁忌	目前並無具體案例禁用，但懷孕初期兩個月內，建議與醫師溝通後謹慎使用。
保存期限	2-3年，若適當保存可存放更久。若發現外觀、氣味等有變化即不建議使用。

6月1日/

守護親愛寶貝

用精油改善居家空氣品質，
給孩子更乾淨的空氣。

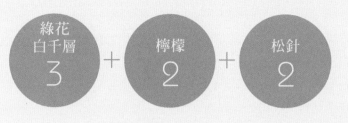

| 綠花白千層 3 | + | 檸檬 2 | + | 松針 2 |

[*加分精油 → 天竺葵2*]

綠花白千層能舒緩壓力，與氣味清新的檸檬相搭配，可以讓心情更
愉悅。這三款精油都有淨化空氣、抗菌與抗病毒的功效，配方氣味
也相當溫和，可透過擴香，淨化空氣並減少病原體傳播，讓居家空
間更舒適。

6月2日/

澳洲三寶

來自南半球大陸的三款精油，
帶來獨特的清新感與抗菌力。

| 綠花白千層 1 | + | 尤加利 1 | + | 茶樹 1 |

[*加分精油 → 葡萄柚2*]

將綠花白千層、尤加利、茶樹的混合擴香，可加強三者共通的清潔
空氣、改善呼吸道問題、提振精神等功效，舒緩呼吸道系統的不適
並提升免疫力。加分精油的葡萄柚帶來明亮清新的果香，也讓整體
香氣更宜人。

155

消滅菸味

在吸味除臭的同時改善空氣品質，也讓心情更放鬆。

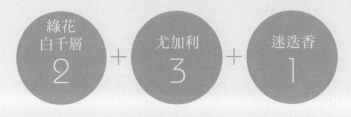

綠花白千層 2 + 尤加利 3 + 迷迭香 1

[加分精油 → 冷杉 2]

綠花白千層、尤加利和迷迭香的組合，可以在一定程度上消除二手菸的味道，同時可以淨化空氣，並減少空氣中細菌和病毒的存在。但二手菸的害處依然不變，可別因此反而毫無顧忌地抽菸喔。

156

護腳超級配方

能預防黴菌、腳氣、腳臭等問題，效果多樣的按摩油配方。

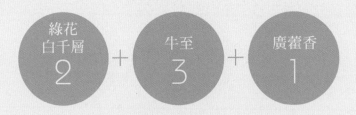

綠花白千層 2 + 牛至 3 + 廣藿香 1

[加分精油 → 安息香 2]

綠花白千層、牛至都是以殺菌力強勁出名，廣藿香在處理黴菌上相當有效，加分精油的安息香除了抑制黴菌，氣味也令人放鬆。這款配方擁有獨特藥草氣息，可預防香港腳、除腳臭、滋潤腳跟、避免乾裂，並透過按摩腳底，舒緩一整天的勞累。

NOTE 調成 5% 按摩油使用。

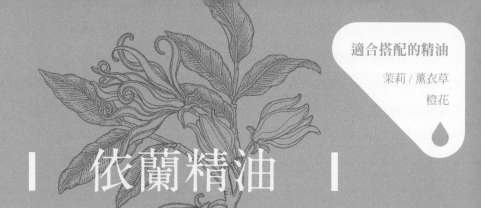

依蘭精油

Cananga odorata

依蘭又稱為香水樹,原生於印尼、菲律賓、馬來西亞等地,由於飽滿獨特的花香,很早便被應用於香水工業。在東南亞文化中,依蘭被認為是愛情與婚姻的象徵,用於婚禮裝飾或新婚時,予人浪漫、熱情的印象。

身心靈功效

★ 可減輕焦慮與壓力,安撫心情並提升正向情緒。

★ 營造浪漫氣氛,替親密關係升溫。

★ 降低血壓與心跳數,對心臟功能有正面助益。

★ 滋潤頭髮並促進頭髮生長,也可用於肌膚保養。

依蘭精油 FAQ

萃取部位　以花朵分段蒸餾。

種類　依蘭依照萃取時間,可分為特級、一級、二級、三級、完全。30分鐘至1小時萃取出的成品是特級依蘭,酯類含量最高,香氣最為甜美飽滿。隨著蒸餾時間越久,倍半萜烯會開始出現。依照時間,依序為一級、二級,約蒸餾8小時為三級依蘭。而將所有階段的精油混合則是完全依蘭。

辨識品質　通常呈現淡黃至淡琥珀色,香氣濃郁、甜膩、溫暖,有中等至較高的黏稠度。

使用禁忌　懷孕期前2個月嚴禁使用,之後使用請諮詢醫師。如有小孩及寵物,擴香距離需保持1公尺。

保存期限　2-4年,但品質、香氣和效力可能隨時間遞減。

157

催情聖手

用熱情奔放的花香，
替浪漫之夜升溫。

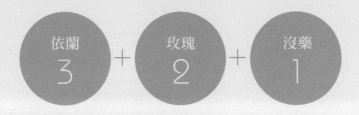

依蘭 3 + 玫瑰 2 + 沒藥 1

[*加分精油 → 薰衣草 2*]

依據印尼習俗，新婚之夜會以依蘭花灑滿床鋪，而依蘭也是《後宮甄嬛傳》裡妃子安陵容對皇帝使用的迷情香成分之一。依蘭甜美熱情的花香很適合於臥房使用，可以營造兩情相悅的氣氛，搭配玫瑰和沒藥，香氣更醉人。

158

芒種宜護心

平撫浮躁情緒，
減少心臟的負擔。

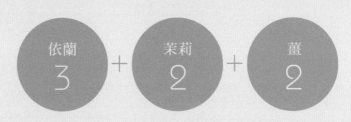

依蘭 3 + 茉莉 2 + 薑 2

[*加分精油 → 岩蘭草 1*]

芒種前後空氣潮濕、天氣悶熱，可以著重在保養心經與小腸經。依蘭是對心臟有益的用油，能降血壓和緩解心悸，搭配陰陽能量俱足的茉莉，以及能促進氣血循環的薑。透過此配方擴香或按摩，梳理心經能量。

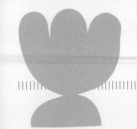

6月7日／

[*加分精油 → 薰衣草 2*]

生活中的壓力是高血壓的源頭之一。依蘭有極佳的放鬆、舒緩和鎮靜作用，搭配馬鬱蘭安撫神經的效果，以及氣味沉靜的絲柏，以及同樣能協助舒緩緊張感的薰衣草。在感覺呼吸急促或情緒緊繃時，不妨多利用這個配方擴香。

159

告別高血壓

有研究證實，依蘭能降低健康男性的心率和血壓。

6月8日／

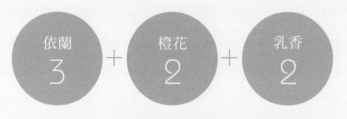

[*加分精油 → 薰衣草 2*]

和好友分享生活是人生最愉快的事之一。依蘭和橙花的組合，可以帶來層次更纖細多變、從輕盈到醇厚的花朵香氣，溫暖厚實的乳香，為配方帶來更有深度的溫暖感受。今天就用這款愉快的配方來慶祝友誼吧！

160

美好的友誼時光

充滿花香調的柔美配方，令人想起與閨密促膝談心的夜晚。

161

給女性的美胸按摩

溫柔照顧自己，從內到外都健康美麗。

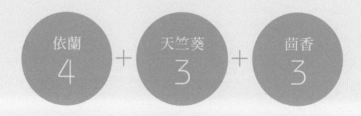

依蘭 4 ＋ 天竺葵 3 ＋ 茴香 3

[加分精油 → 佛手柑 2]

依蘭搭配天竺葵調整荷爾蒙的效果極佳，能從內部開始，提升肌膚的彈性和潤澤，茴香則有通暢乳腺的效果。胸部周圍有許多淋巴組織，定期使用此配方，每次按摩10-15分鐘，能幫助排除體內毒素，讓乳房組織健康，身心表裡都受益。

NOTE 與葡萄籽油以 5% 濃度調和成按摩油使用。

162

充滿光澤的秀髮

無論乾性或油性髮質，依蘭精油都是絕佳的選擇。

依蘭 4 ＋ 薑 3 ＋ 雪松 2

[加分精油 → 迷迭香 2]

依蘭是知名的護髮精油，可以提供保護髮質、讓頭髮更有光澤，並帶來迷人的髮香。搭配能活化毛囊細胞、強健髮質的薑，以及調節頭皮油脂分泌的雪松，能找回清爽頭皮。適合常戴安全帽或髮質較為脆弱的人。

NOTE 可加入洗髮精中使用，或以 5% 與葡萄籽油調和後按摩頭皮。

低調性感女香

高貴雍容、成熟優雅，
令人難以抗拒的魅力。

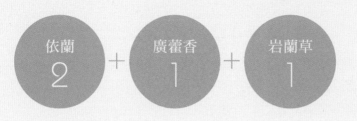

依蘭
2
+
廣藿香
1
+
岩蘭草
1

[*加分精油 → 黑胡椒 1*]

依蘭、尤其是特級依蘭精油，常被形容為最像香水的精油，前中後
味飽滿，尾韻還有茉莉香氣，整體氣味華麗，是許多知名香水中的
要角。廣藿香平衡了依蘭的冶艷前味，岩蘭草則擴展香氣的深度，
讓中後味多了些氣質，讓馥郁香氣饒富變化。

NOTE 將複方精油：酒精 = 1-2：10 的比例，調和為香水使用。

◆ 為什麼有人說依蘭是窮人的茉莉？

依蘭精油香味濃郁優雅、類似茉莉，但是價格卻比
茉莉便宜許多，而且特級伊蘭尾味也真的帶有茉莉
的香氣，因此得名，也表示cp值非常高。

不過，花瓣類的精油都不會太便宜，依蘭10ml的
價格仍在千元以上。只是嬌貴的茉莉，5ml要價
5000~10000元，兩者還是存在相當的價差。

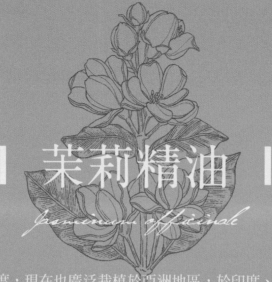

茉莉精油

Jasminum officinale

茉莉原產於印度，現在也廣泛栽植於亞洲地區，於印度、泰國都用於祭拜神佛，在中國則用於製茶，就是我們熟知的茉莉花茶的香氣。茉莉花香馥郁芬芳，也是時常出現在香水中的成分，被譽為「香水之王」。

身心靈功效

★ 提升自信，提升正向情緒並帶來幸福感。

★ 紓解壓力、消除抑鬱焦慮，使人放鬆也有催情效果。

★ 具有抗氧化與抗炎特性，可用於髮膚保養。

★ 緩解經前症候群的不適症狀，如經痛、頭痛、失眠、腹部
　不適感、情緒波動等，也有助於平衡女性荷爾蒙。

茉莉精油 FAQ

萃取部位	花朵。
種類	主要可分為兩種。大花茉莉原產於印度、喜馬拉雅山脈、喀什米爾，香氣更甜。小花茉莉也稱為中國茉莉、阿拉伯茉莉，香氣清香優雅，也是我們比較熟悉的茉莉香氣。
提煉方法	1.溶劑提取法：最常見的提煉方法。做法是以揮發性溶劑（如乙醇）浸泡花朵，再透過蒸發或蒸餾去除溶劑，取得精油。2. 超臨界CO_2萃取法。3. 傳統的蒸餾法。4. 印度古法Attar：印度手工的古老提煉法，會以珍貴的檀香精油吸取茉莉香味，香氣飽和，留香度久。
使用禁忌	懷孕期間須特別謹慎，請在專業人士或醫師指導下使用。對於蠶豆症患者以及寵物，也建議謹慎使用。
保存期限	3-5年，如保存得宜可存放更久。花香類精油只要沒有揮發，香味成分都非常穩定，不會變質。

6月12日／

回春之王

對抗氧化、延緩衰老，讓肌膚煥發新生命。

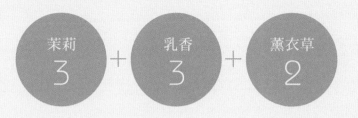

[加分精油 → 洋甘菊 2]

茉莉對老化肌膚的調理功效極強，能軟化角質、深層補水、增強彈性，且適用任何膚質。乳香可延緩老化並撫平皺紋，加上薰衣草則更加強滋潤效果，並促進細胞再生。熟齡肌請務必試試這個保養配方！

NOTE 與荷荷巴油以 3% 濃度調和成按摩油，取代精華液早晚按摩臉部。

6月13日／

分娩好助手

陪伴孕媽咪產前順產無煩惱，產後愉悅好心情。

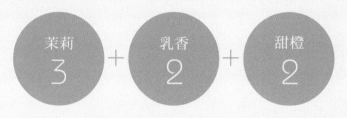

[加分精油 → 薰衣草 2]

有研究指出分娩時使用茉莉可加強子宮收縮，有助生產。搭配乳香能顯著減輕分娩時的疼痛，甜橙的香氣則帶來輕鬆愉悅的感受。陣痛初期可使用此配方按摩下背部，產後也能繼續用於擴香，紓解鬱悶情緒，讓心情更愉快。

NOTE 特別注意：此配方懷孕期間不適用。

166

深情款款

醉人花香縈繞，
想起記憶中甜蜜的吻。

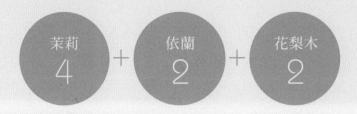

茉莉 4 ＋ 依蘭 2 ＋ 花梨木 2

[*加分精油 → 檀香 1*]

今天是韓國的親吻情人節，不妨以此配方擴香或與伴侶泡澡，為平淡生活增添小小情趣。茉莉的香氣甜美誘人、充滿活力，彷彿重返青春時代，依蘭的加入帶來滿室幽香，花梨木則為花香中注入令人安心的木質暖調。

167

清新夏季香水

適合初夏的溫柔香氣，
展現潔淨中帶著性感的魅力。

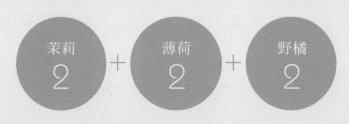

茉莉 2 ＋ 薄荷 2 ＋ 野橘 2

[*加分精油 → 雪松 1*]

茉莉的香氣兼具性感與理性、溫柔與堅強，能與其他所有種類的精油完美搭配，且僅需低比例就能自然擁有立體的前中後味。搭配帶著清涼草葉香的薄荷，以及氣味明亮清爽的野橘，在香氣流動時彷彿帶走燥熱，僅留下迷人的花香涼意。

NOTE 以 5-10 倍的 95% 酒精稀釋，放置 2 天以上即可使用。

168

6月16日／

荷爾蒙平衡

經期與更年期皆適用，
能在緩解不適的同時照顧情緒。

茉莉
4
+
橙花
3
+
洋甘菊
2

［ 加分精油 → 乳香 1 ］

茉莉能調整女性荷爾蒙、強健子宮，同時也安撫因荷爾蒙失調導致的情緒波動，是對女性有諸多益處的精油之一。橙花能緩解經痛和子宮痙攣，並讓心情放鬆，洋甘菊除了鎮定神經，亦有助於調整月經週期。配方香氣聞起來充滿幸福感。

NOTE 與甜杏仁油以 5% 濃度調和成按摩油使用。

169

6月17日／

荷爾蒙平衡

揮別憂鬱

與初夏氛圍呼應，
層次豐富的活潑花草香。

茉莉
1
+
佛手柑
1
+
迷迭香
1

［ 加分精油 → 橙花 1 ］

茉莉有助於走出憂鬱低潮，帶來活力，也讓心情更積極、穩定。搭配佛手柑輕盈明亮的柑橘氣息，以及迷迭香的草本氣味，彷彿所有的煩惱都被一陣涼風給帶走般，陪伴你度過清爽又愉快的夏天。

170

法式野餐日

以香會友，
來一場別具風味的香氣野餐吧。

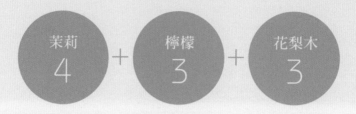

茉莉 4 ＋ 檸檬 3 ＋ 花梨木 3

[加分精油 → 岩蘭草 2]

今天是國際野餐日。野餐時可以將這個配方加入隨身迷你香氛機，
讓聚會氛圍更愉快！茉莉甜美清新的花香，讓氣氛更親暱，檸檬的
香氣輕快而愉悅，花梨木則能帶來能自在敞開心胸的溫暖感受。

◆ 六月精油關鍵字

令人聯想到六月新娘的這個月份，以依蘭、茉莉和
橙花三款浪漫花香做開場，氣味爽利的香茅和綠花
白千層則讓蚊蟲遠離，熱天中感覺更清爽。

綠花白千層：蛻變
依蘭：浪漫
茉莉：精油之王
香茅：端午節
橙花：貴族

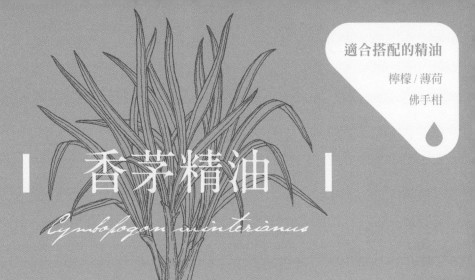

適合搭配的精油
檸檬／薄荷
佛手柑

香茅精油

Cymbopogon winterianus

香茅也稱為香水茅，原產於印度和東南亞地區，在台灣也有不少地方種植。香茅萃取出的精油被廣泛用於工業、香水和化妝品中，民間則廣泛用於避邪、收驚，端午節有煮香茅水沐浴的習俗，就是取其祛風邪、驅蚊蟲的功效。

身心靈功效

★ 防蚊驅蟲，也可用於環境的清潔消毒並改善氣味。

★ 抗菌、抗炎，可增強抵抗力，對抗感染。

★ 促進消化系統的健康，減輕消化不良和腸道不適。

★ 依據配方可有提振精神或安撫放鬆的功效。

★ 有收斂功效，可平衡髮膚的油脂分泌並減少發炎。

香茅精油 FAQ

萃取部位	葉了、莖部。
種類	和檸檬香茅同科屬但品種不同，檸檬香茅一如其名，還會有檸檬的氣味，香茅則以草味為主。
辨識品質	通常呈現淡黃色，氣味是溫暖厚實的草香。
使用禁忌	目前無具體案例禁用，但懷孕初期應在與醫師溝通後謹慎使用。
保存期限	2-3年，若保存得宜可以更久。存放越久氣味越香甜，刺激性也會隨之降低。

171

百毒不侵

驅趕各種蚊蟲，
打造最強香氛防護網。

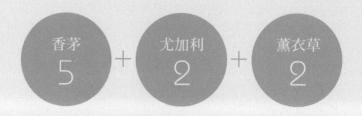

香茅 5 ＋ 尤加利 2 ＋ 薰衣草 2

[加分精油 → 薄荷 1]

古人稱農曆五月為惡月、百毒月，因為天氣濕熱，蚊蟲傾巢而出，疫病也容易發生。香茅對蚊子、螞蟻、跳蚤等都有驅避效果，搭配尤加利、薰衣草更能發揮協同作用，在強力驅蟲之外還能消毒環境，可噴灑在垃圾桶四周、門縫或紗窗處。

NOTE 將 10 滴複方精油加入 10ml 的水或酒精中噴灑使用。

172

夏至養生

心經與小腸經互為表裡，
在夏至好好滋養小腸經。

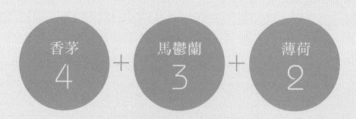

香茅 4 ＋ 馬鬱蘭 3 ＋ 薄荷 2

[加分精油 → 檸檬 2]

香茅性溫、辛，適用於大小腸經，也有提振心情的功效，是夏至用油首選。搭配溫和的馬鬱蘭幫助消化，薄荷則能清熱消暑，促進氣血循環。可以此配方擴香或按摩，提升陽性能量，不讓濕氣風邪進入臟腑。

6 月 21 日 /

在一望無際的大草原上打滾，感受充滿生命力的自然氣息。

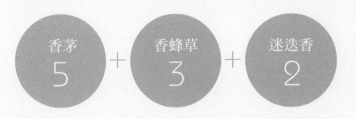

香茅 5 + 香蜂草 3 + 迷迭香 2

[加分精油 → 岩蘭草 2]

香茅是深受許多主流香水配方喜愛的後味之一，厚重的草香予人安定溫暖的嗅覺暗示，又帶有東方情調。香蜂草注入一絲柔和甜美，搭配迷迭香宛如撫摩新鮮香草時的清澈香氣，加分精油的岩蘭草則帶來大地芳香。整體給人充滿活力的自然印象。

NOTE 以 5-10 倍的 95% 酒精稀釋，放置 2 天以上即可使用。

---

6 月 22 日 /

聆聽老祖宗的智慧，在這一天徹底淨化身心。

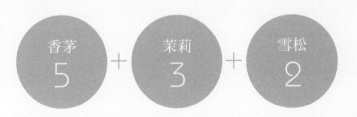

香茅 5 + 茉莉 3 + 雪松 2

[加分精油 → 薰衣草 2]

古人在端午會以藥草煮水後沐浴或擦澡，祈求一整年百毒不侵，而常使用的藥草就是香茅、艾草或菖蒲。精油版藥草浴配方，以香茅濃厚的草香，搭配清雅幽香的茉莉以及甜美的雪松，可用於擴香、滴於香包或泡澡，排毒祛濕的同時感受內在平靜。

175

溫柔體貼的巨蟹

化身為包容、真摯、柔情似水的守護者。

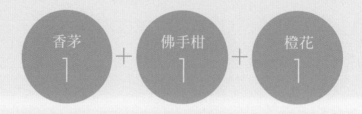

香茅 1 ＋ 佛手柑 1 ＋ 橙花 1

[*加分精油 → 薄荷 1*]

被月亮保護著的巨蟹，有著喜歡照顧別人的天性，念舊、細膩又情感豐富，是巨蟹的典型印象。香茅撫慰的特性能替敏感的巨蟹帶來歸屬感，搭配佛手柑平衡多愁善感，橙花則能讓你放下執著，感覺更安穩而自信。以此配方感受巨蟹的柔軟內在。

176

告別臭腳丫

炎炎夏日，脫鞋不怕尷尬。

6 月 24 日 /

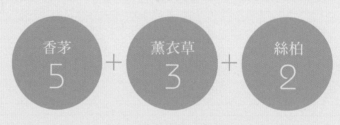

香茅 5 ＋ 薰衣草 3 ＋ 絲柏 2

[*加分精油 → 葡萄柚 2*]

夏天容易流汗導致細菌滋生，若鞋子不透氣，腳部就容易出現異味。香茅對於腳臭有抑制作用，搭配薰衣草可以改善氣味同時護膚，絲柏的收斂性可調節汗水分泌，非常適合腳汗過多的人使用。可以此配方3-5滴加入水中泡腳。

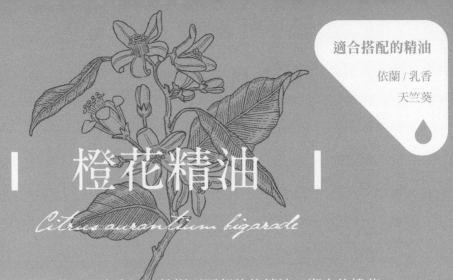

適合搭配的精油

依蘭 / 乳香
天竺葵

橙花精油

Citrus aurantium bigarade

橙花、苦橙與苦橙葉，是來自同一株樹不同部位的精油。潔白的橙花，香氣甜美而馥郁，在歐洲很早就將橙花油作為香水使用。其花語是「新娘的喜悅」，象徵幸福、忠誠，因此也是歐洲傳統上新娘捧花、頭飾必備的花材。

身心靈功效

★ 廣泛用於減輕壓力和焦慮，能帶來愉悅和幸福感。

★ 舒緩、放鬆的特性，能幫助睡眠。

★ 改善乾燥和敏感肌，有舒緩、修復、抗氧化的作用。

★ 緩解情緒波動、緊張焦慮等經前症候群症狀。

★ 平衡皮膚油脂分泌，減少痘痘和粉刺的形成。

橙花精油 FAQ

萃取部位	花朵。
種類	甜橙和苦橙的花朵都能萃取精油，一般芳療上的橙花精油多指苦橙花。苦橙花的香氣層次豐富，價格昂貴。甜橙花氣味則更甘甜濃郁。
辨識品質	屬高價精油，混摻合成香精的狀況也不少，建議向信譽良好的品牌或商家購買。
使用禁忌	目前並無具體案例禁用，但懷孕初期請與醫師溝通後謹慎使用。
保存期限	2-3年，若保存得宜可更久。存放越久氣味越香甜。

177

沉睡已久的公主夢

高貴優雅的花香組合，心情愉悅同時也徹底放鬆。

橙花 4 + 玫瑰 2 + 依蘭 2

[加分精油 → 檀香 1]

17世紀，義大利納諾里郡（Neroli）的安娜公主鍾愛橙花香氣，用來香薰衣物與泡澡，使得橙花油在上流社會蔚為風潮，橙花的英文也依公主命名為Neroli。以橙花搭配同為花朵類精油的玫瑰、依蘭，帶來精緻立體的花香，可用來擴香、泡澡或按摩。

178

孕媽咪撫紋保養

肚皮保養選對油，就不用擔心妊娠紋困擾。

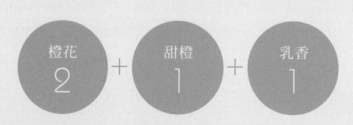

橙花 2 + 甜橙 1 + 乳香 1

[加分精油 → 薰衣草 1]

妊娠紋的主要成因是皮膚結締組織纖維受損。橙花能軟化肌膚，緩解緊繃與乾癢，搭配能滋潤並增加肌膚彈性的甜橙、乳香，調和後舒緩的香氣，還可以同時安撫緊張情緒。這是孕期必備的配方，懷孕五個月後就可以使用，推薦一直用到產後。

NOTE 與甜杏仁油以 0.5% 的低濃度調和成按摩油使用。

6 月 27 日 /

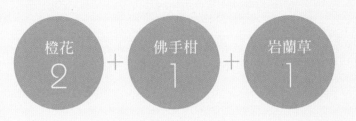

[加分精油 → 依蘭 1]

在歐洲傳統婚禮上頻繁登場的橙花,除了造型討喜,也能以優雅的香氣,在不經意時輕柔安撫新娘緊繃的身心。搭配有助於精神放鬆的佛手柑,以及能讓心情更穩定扎根的岩蘭草,能減輕婚前大小瑣事帶來的壓力和焦慮,讓香氣伴你完成人生大事。

新娘的喜悅

以花中公主化解婚前焦慮,
開心享受婚禮的每一刻。

6 月 28 日 /

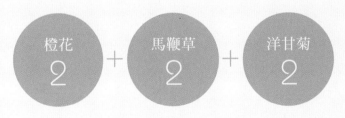

[加分精油 → 馬鬱蘭 1]

橙花甜美的花香有助平衡情緒,馬鞭草清新靈動的草香帶來鮮活生命力,再以洋甘菊甜美的蘋果香點綴,讓人感受到自己被愛與美包圍。這款配方能帶來純淨愉悅、無憂無慮的感受,適合用於日常擴香。

漫步伊甸園

以天真浪漫的橙花精油,
遙想沒有塵事煩心的幸福天堂。

181

逆齡抗老要趁早

為輕熟齡所設計，適合每日使用的保養配方。

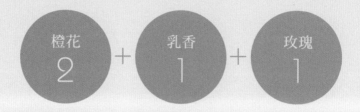

橙花 2 + 乳香 1 + 玫瑰 1

[加分精油 → 薰衣草 1]

橙花是眾多知名保養品中常見的成分，可以活化細胞、促進細胞新生，尤其適合乾敏老化肌。玫瑰有緊緻毛孔、抗氧化的功效，還有助改善瑕疵，保持肌膚柔嫩，乳香則有抗老、深度保濕的作用。若覺得肌膚油水失衡，可再加入薰衣草。

NOTE 與荷荷巴油以 3% 濃度調和成按摩油，取代精華液早晚按摩臉部。

182

生活的暫停鍵

在忙亂生活中學會放空，充飽電，再出發。

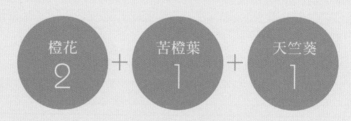

橙花 2 + 苦橙葉 1 + 天竺葵 1

[加分精油 → 薰衣草 1]

橙花有助於清理長期累積的壓力與焦慮，搭配苦中帶甜的苦橙葉、甜蜜溫暖的天竺葵，融合後的香氣能安撫凝滯晦澀的情緒，讓內心沉澱下來。給自己一段時間，隔絕外界雜亂信息，搭配此配方擴香，可以放空放鬆，滋養心靈。推薦於睡前使用。

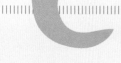

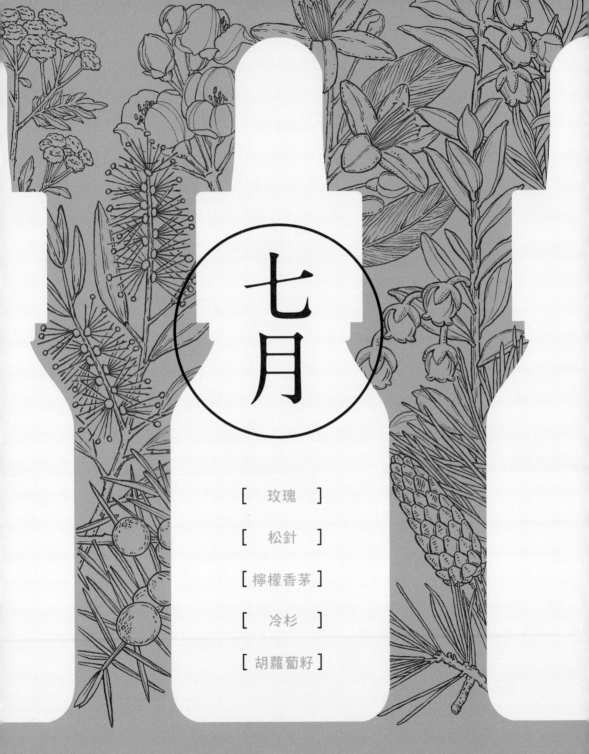

七月

[玫瑰]

[松針]

[檸檬香茅]

[冷杉]

[胡蘿蔔籽]

July

| 節氣 | 小暑、大暑 | 星座 | 獅子座 | 關鍵字 | 沁涼、愛自己、美白 |

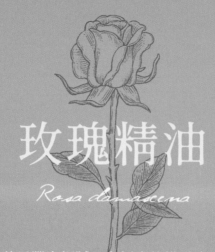

適合搭配的精油

檀香 / 橙花
薰衣草

玫瑰精油

Rosa damascena

玫瑰的香氣精緻甜美又豐富細膩，有極高的辨識度，是愛情的象徵，素有「精油之后」的美譽。雖然玫瑰品種極多，但有辦法萃取出高品質精油的並不多，目前市場上主流的玫瑰精油品種，以大馬士革玫瑰為主。

身心靈功效

★ 具有抗抑鬱和抗焦慮的特性，香氣優雅，聞之開懷。

★ 調節女性荷爾蒙平衡，減緩經前症候群和更年期症狀。

★ 有助於肌膚保濕修復，減少細紋、皺紋，改善皮膚彈性。

★ 具催情效果，能放大感受力，增進親密關係。

玫瑰精油 FAQ

萃取部位	花。
種類	最主要也最知名的是產於保加利亞的大馬士革玫瑰。除了保加利亞之外，還有許多品種與產地的玫瑰精油：如中國產的苦水玫瑰、墨紅玫瑰，印度產的千葉玫瑰(五月玫瑰)、茶玫瑰等等，這些玫瑰精油，性狀、顏色、香味與價格均不同。
辨識品質	保加利亞是玫瑰的主產地，較能提供一致標準。其中，奧圖玫瑰可以說是市面上最昂貴的玫瑰精油，它的顏色、香味、成分都有嚴謹的規範標準。建議透過正式、有信譽的管道購買。
使用禁忌	蠶豆症患者目前並無具體案例禁用，懷孕婦女則應避免。
保存期限	2-3年，如合適保存可以存放更久。

7月1日 /

夏夜晚香

在醉人香氣中擁你入懷，感受溫柔愛意。

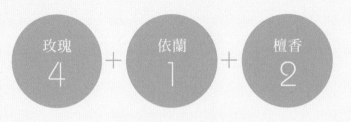

玫瑰 4 + 依蘭 1 + 檀香 2

[加分精油 → 天竺葵 1]

一滴玫瑰精油，是上千朵玫瑰的綻放，也是最濃烈的愛意表達。搭配依蘭濃烈熱情的花香，為玫瑰的花草香注入亮麗的活潑感。沉穩的檀香能延續整體香氣，隨著外放的前調散去，更讓心緒歸於寧靜沉澱。非常適合用於睡前臥房擴香。

7月2日 /

臉部花香 SPA

溫柔香氣在舒緩情緒的同時，也滋養每一寸肌膚。

玫瑰 3 + 薰衣草 1 + 乳香 1

[加分精油 → 洋甘菊 2]

玫瑰可以保持肌膚柔嫩光滑、恢復彈性，且分子結構小，吸收率近乎完美！薰衣草能增強舒緩功效，乳香亦能讓肌膚重拾Q彈，為老化肌帶來新生命。肌膚敏感者可以再加些洋甘菊。此配方可每日使用，美容效果超有感。

(NOTE) 以 3% 濃度調和基底油後按摩臉部。

185

如玫瑰般盛放

在馥郁花香中，來一場愛自己的修行

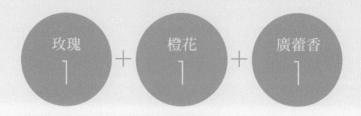

玫瑰 1 + 橙花 1 + 廣藿香 1

[*加分精油 → 茉莉 1*]

玫瑰的香氣常與心輪作連結，溫柔而充滿包容力的強大能量，不僅能擴大「愛」的感覺，更能提升自信心。搭配能平撫焦慮、帶來幸福感的橙花與茉莉，以及讓人更接地氣的廣藿香，讓你與自己的關係更加更深刻。

NOTE 以 5-10 倍的 95% 酒精稀釋，放置 2 天以上即可使用。

186

7月4日 /

經前保養祕方

擺脫經期困擾，重拾輕盈舒適的日常。

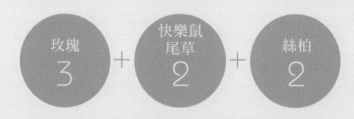

玫瑰 3 + 快樂鼠尾草 2 + 絲柏 2

[*加分精油 → 天竺葵 2*]

玫瑰是最適合女性保養的精油之一，對於女性身心靈皆有助益，生理上，有助調整內分泌、活血通經。快樂鼠尾草可調整生理期或更年期因荷爾蒙導致的不適。絲柏除了讓整體效果更加乘，也能減緩經痛。

NOTE 與甜杏仁油調成濃度 5% 的按摩油，於經期前七天開始按摩下腹部和後背部。

7月5日／

187

英倫名媛

以玫瑰優雅的香氣，
表現自信雋永的氣質。

玫瑰 2 ＋ 馬鞭草 2 ＋ 檀香 2 / 佛手柑 1

[加分精油 → 薰衣草 1]

日本曾有研究發現，使用天然玫瑰精油調製香水能提升77%的吸引力。馬鞭草與佛手柑的清新香氣，與玫瑰、檀香的甜美相得益彰，從前調到尾韻充滿層次變化，是能突顯出個人品味的經典香氣。

(NOTE) 以 5-10 倍的 95% 酒精稀釋，放置 2 天以上即可使用。

7月6日／

188

甜蜜一吻

華麗甜美的花香氣息，
享受兩人世界的濃情蜜意。

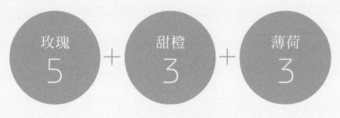

玫瑰 5 ＋ 甜橙 3 ＋ 薄荷 3

[加分精油 → 依蘭 2]

以明亮歡愉的甜橙果香調，以及清涼草本的薄荷香氣，讓玫瑰的花香輕盈靈動，加分的依蘭則讓整體配方更馥郁迷醉。今天也是國際接吻日，在這個配方的陪伴下，與伴侶一起度過吧。

玫瑰精油

189

小暑背部按摩

夏季養生重養心，照顧因天氣造成的煩躁和沒胃口。

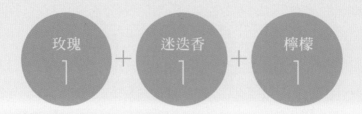

玫瑰 1 ＋ 迷迭香 1 ＋ 檸檬 1

[*加分精油 → 花梨木 1*]

俗語説：「小暑過，一日熱三分。」節氣小暑象徵著一日熱過一日的盛夏到來。炎熱讓人感到心浮氣躁，玫瑰能安撫焦躁慌亂的思緒，是小暑用油首選。搭配迷迭香提高免疫力並促進循環，檸檬則能排毒並改善脾胃虛弱。

NOTE 以 5% 濃度調和基底油後按摩，可由上往下按摩膀胱經。

◆ 精油中常看到的奧圖玫瑰，是什麼呢？

奧圖玫瑰為英文ROSE OTTO的音譯。
「奧圖」並非品種，而是指以蒸餾法取得的玫瑰精油，這也是保加利亞最主流的玫瑰精油萃取法。
3500公斤的玫瑰花瓣，才能提煉出1公斤的玫瑰精油，足見其珍貴。
玫瑰的另一種萃取方式是溶劑萃取法，取得的精油會標示為ROSE ABS玫瑰原精。

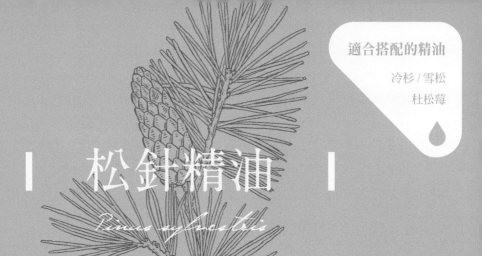

適合搭配的精油

冷杉 / 雪松

杜松莓

松針精油

Pinus sylvestris

松針精油具有清新、爽利的樹木香氣。在不同文化中，松樹不約而同地被視為生命力和堅韌的象徵，也蘊含煥然一新、鼓舞、淨化等含義。在部分民間傳說中，松樹被認為具有保護作用，可以驅散惡意。

身心靈功效

★ 對呼吸道感染有舒緩作用，感冒、喉嚨痛、鼻塞必備。

★ 於運動後使用，可緩解肌肉疼痛和關節不適。

★ 清新的香氣能提振心情，增強活力和集中力。

★ 穩定情緒，有助紓解壓力和焦慮。

★ 保持皮膚清潔和平衡。

松針精油 FAQ

萃取部位　松樹枝葉。

種類　松樹是全球分佈最廣的樹種，各地均有產，松針精油以歐洲赤松為主，依產地分為蘇格蘭松、挪威松等等，均有相似的香味與成分。

辨識品質　松針精油顏色通常為淡黃色略呈透明，如水般並不黏稠，香味則是識別度很高的松葉香味。須注意工程使用的松香油是由石油中提煉的，味道刺鼻，兩者並非相同物質。

使用禁忌　目前並無具體案例禁用，但若為懷孕初期兩個月內，請與醫師溝通後謹慎使用。

保存期限　2-3年，如合適保存可以存放更久。

190

午後驟雨的浪漫

突如其來的雨聲洗去了暑氣，帶來清新涼爽的好心情。

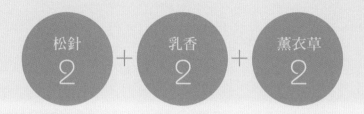

[加分精油 → 絲柏 1]

這是以夏日常見的「午後雷陣雨」為發想的配方。松針精油比起柏類的香甜，氣味更加乾淨明亮，乳香溫暖的樹脂調，搭配起來能引出焚香般悠長的氣息。再加上薰衣草的花草香，能帶來陣雨方歇時的清新。

191

平撫寶貝的情緒

以充滿穩定的香氣，建立孩子內心的安全感。

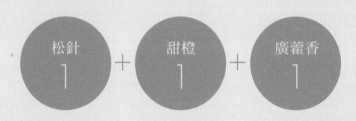

[加分精油 → 馬鬱蘭 1]

松針溫和又爽朗的硬木香氣，可以安撫愛動又容易受驚的小朋友的情緒。香氣輕快的甜橙，帶來簡單純粹的快樂，廣藿香的泥土氣息，則帶來大地的力量，讓孩子更加扎根而穩定。

NOTE 在孩子的臥房以此配方擴香。

7月10日／

林間清晨

來自森林的空氣，
瞬間喚醒睡眼惺忪的自己。

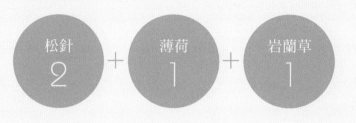

松針 2 ＋ 薄荷 1 ＋ 岩蘭草 1

[加分精油 → 冷杉 1]

當覺得一早就熱得不想出門時，就用這款配方擴香吧！松針帶來萬物甦醒時充滿朝氣的初始木香，搭配薄荷不同層次的涼意，以及岩蘭草的穩定，讓人彷彿身處夏季森林之中，感覺清醒又充滿活力。

7月11日／

夏日微醺香

為自己調一杯莫希托香氛，
讓鼻尖享受盛夏專屬的沁涼感。

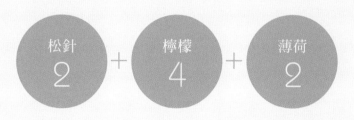

松針 2 ＋ 檸檬 4 ＋ 薄荷 2

[加分精油 → 柚子 2]

7月11日是國際莫希托（Mojito）日。這款經典調酒的基礎味道來自薄荷葉、淡蘭姆酒、檸檬汁、糖或甘蔗汁，用檸檬、薄荷和松針精油，就能重現莫希托清涼愉悦、酸酸甜甜的香氣，帶來歡快的夏天氣氛。

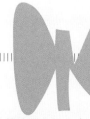

194

7月12日／

香氣度假村

悠閒放鬆的自然氣息，讓你瞬間墜入度假時光。

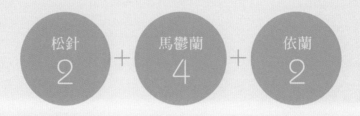

松針
2
＋
馬鬱蘭
4
＋
依蘭
2

[加分精油 → 檸檬2]

以清爽的松針為基礎，搭配沉穩溫和的馬鬱蘭、放鬆甜美的依蘭和明亮愉快的檸檬，彷彿有清風徐來，被淺淺綠意所環抱。如果覺得日子忙得喘不過氣，不妨撥出半小時以此配方擴香，讓自己放鬆下來好好呼吸，也快速充電。

195

7月13日／

快樂居家日

在家耍廢的日子，也有香氣的陪伴。

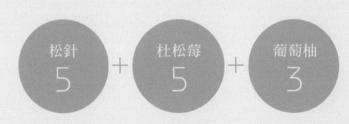

松針
5
＋
杜松莓
5
＋
葡萄柚
3

[加分精油 → 薰衣草2]

東奔西跑久了，今天為自己留一段宅在家悠哉打滾的時間吧。松針的明快木香，搭配杜松莓略帶甜美的樹木氣味，再加上清新的葡萄柚，讓居家空氣也有好品質，精神也為之一振。

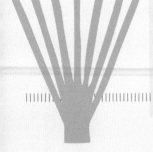

君子之香

謙和堅定、優雅大度，
初次見面就留下好印象。

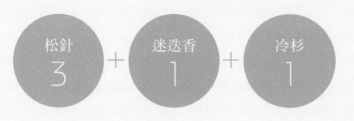

松針
3

＋

迷迭香
1

＋

冷杉
1

[加分精油 → 檜木 1]

以幾款木質香調的精油，調和成男性香水。清新的草木香帶來潔淨、清爽的氣質，中段的輕柔樹脂味讓整體呈現更溫和，加分的檜木則帶來讓人信賴的厚實底蘊。在與長輩見面時使用特別能提升好感度。

NOTE 以 5-10 倍的 95% 酒精稀釋，放置 2 天以上即可使用。

◆ 嬰兒或孩童在精油使用上，有什麼需要注意
的地方？特別適合孩子的精油有哪些？

特別適合孩子的精油有：

1. 真正薰衣草：放鬆身心，幫助好眠。
2. 羅馬洋甘菊：減輕焦慮，緩解不安情緒。
3. 甜橙：提振心情，帶來溫暖幸福感。
4. 安息香：安撫焦躁，給孩童安全感。

使用時需留意，擴香建議不超過30分鐘。按摩濃度不超過1%，即每10ml基底油中稀釋1到2滴精油，輕柔按摩孩子的背部或手腳就可以達到很好的效果囉。

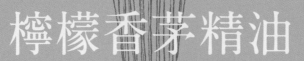

▎檸檬香茅精油 ▎

Cymbopogon flexuosus

檸檬香茅又叫做檸檬草,是東南亞料理中常見的香料,如果你喜愛泰國或越南小吃,對它的香氣一定不陌生。原產於亞洲,尤其在印度次大陸及東南亞地區廣泛種植,除了料理也常被用於驅蟲、環境清潔上。

身心靈功效

★ 有效對抗各種細菌和真菌感染,保持皮膚和環境的清潔。

★ 對多種蚊蟲、老鼠都有強烈的驅避效果。

★ 消炎、舒緩,能幫助緩解肌肉疼痛、關節炎等。

★ 提振心情、減輕壓力和焦慮,放鬆身心。

★ 促進消化,緩解消化不良。

檸檬香茅精油 FAQ

萃取部位	草全株,包含葉子和莖部。
種類	檸檬香茅精油主要有兩種,分別是西印度檸檬香茅和東印度檸檬香茅。西印度檸檬香茅的檸檬醛含量較高,具有強烈的檸檬香氣,東印度檸檬香茅香氣較為柔和。
辨識品質	檸檬香茅的香味獨特且強烈,識別度極高,顏色為略帶棕黃色。
使用禁忌	刺激性相當高,不可高濃度接觸皮膚。孕婦、嬰幼兒、寵物皆需保持距離。
保存期限	2-3年,如能保存得當可以更久。

7月15日／

驅蟲良方

從蚊蟲、蟑螂、螞蟻到老鼠，檸檬香茅全部都有效。

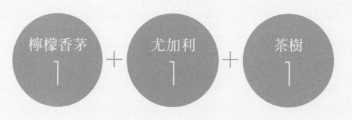

檸檬香茅 1 ＋ 尤加利 1 ＋ 茶樹 1

[*加分精油 → 薰衣草 1*]

檸檬香茅的氣味強勁，其中檸檬醛的味道所有蚊蟲都討厭，甚至對小黑蚊也有驅避效果。搭配茶樹和尤加利，驅蟲效果再升級。將檸檬香茅精油1ml+尤加利精油1ml+茶樹精油1ml+薰衣草精油1ml+酒精15ml，充分搖晃後噴灑環境即可。

7月16日／

別怕看醫生

看診前運用溫暖茅草香，快速舒緩精神上的壓力。

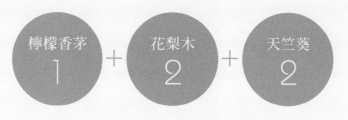

檸檬香茅 1 ＋ 花梨木 2 ＋ 天竺葵 2

[*加分精油 → 薰衣草 2*]

你也是想到看醫生就害怕的人嗎？一項針對兒童的研究發現，檸檬香茅有助舒緩看牙醫的恐懼與焦慮，搭配穩定心輪的花梨木，以及同樣是抗焦慮能手的天竺葵，讓配方整體更平衡。

NOTE 調好配方後可滴在衛生紙上，搓揉後吸嗅並搭配深呼吸。

199

告別草莓鼻

找回油水平衡，
毛孔從此乾乾淨淨。

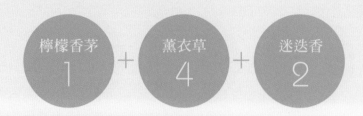

檸檬香茅 1 + 薰衣草 4 + 迷迭香 2

[加分精油 → 檸檬 3]

檸檬香茅的收斂性可調理油性膚質和粉刺，薰衣草有舒緩鎮靜的功效，在平衡油脂分泌外，還能減少敏感和發炎情況。迷迭香則有助加速皮膚的新陳代謝，減少毛孔擴張。

NOTE 以 3% 濃度調和葡萄籽油後按摩臉部，毛孔粗大處可多加強按摩。

200

媽媽寶寶都幸福

以精油按摩療癒媽媽的身心，
同時有助於母乳分泌。

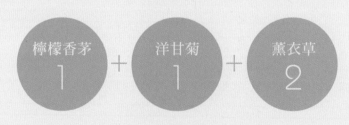

檸檬香茅 1 + 洋甘菊 1 + 薰衣草 2

[加分精油 → 佛手柑 1]

一項針對哺乳中產婦的實驗，發現以檸檬香茅精油按摩，有助於催產素分泌並增加奶量。搭配鎮靜神經的洋甘菊與輕柔甜美的薰衣草，能舒緩產後憂鬱，讓辛苦的哺乳期多一點放鬆與舒適。

NOTE 與甜杏仁油調成 5% 濃度的按摩油，輕柔按摩媽咪的背部與四肢。按摩完要以清水擦拭身體後再餵奶喔。

7月19日 /

東南亞假期

明亮愉快的陽光香氣，帶來屬於熱帶的度假氛圍。

檸檬香茅 2 + 葡萄柚 2 + 杜松莓 1

[加分精油 → 絲柏 1]

冰冰涼涼的檸檬香茅茶、泰式按摩的藥草球……檸檬香茅充滿辨識度的香氣，讓人一秒回到東南亞！加上清新果香的葡萄柚、香甜中帶有枝葉香的杜松莓，令人眼前一亮，心情愉悅又振奮。

NOTE 除了擴香，也可以調成 5% 濃度的按摩油來場泰式按摩。

7月20日 /

私奔到月球

沉浸柔和香氣間，在心中撒下一片皎潔月光。

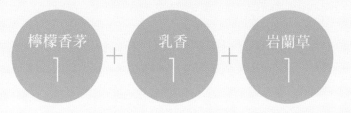

檸檬香茅 1 + 乳香 1 + 岩蘭草 1

[加分精油 → 玫瑰草 1]

7月20日是人類月球日，也是阿姆斯壯在月球上留下人類足跡的日子。如果說月亮有香氣，你覺得會是什麼樣的味道呢？以檸檬香茅的草香搭配甜美沉穩的樹脂與土木香，在一呼一吸間，遙想宇宙亙古的浩瀚與寧靜。

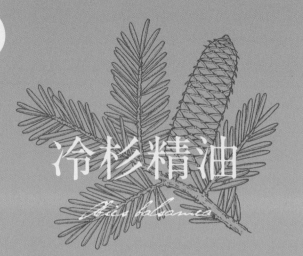

適合搭配的精油
雪松 / 絲柏
薰衣草

冷杉精油

Abies balsamea

生長在高緯度地帶的冷杉，具有寒帶杉木特有的冷峻與清靈感，深呼吸時，可以感覺到清澈且帶有涼意、彷彿高山森林般的氣息。而枝葉中的芳香脂質，也使得尾韻帶有回甘的木質甜香，香氣宜人。

身心靈功效

★ 豐富的高山芬多精氣味，能舒緩呼吸道不適。

★ 平撫焦慮煩亂的心情，讓情緒恢復冷靜。

★ 幫助精神的穩定與集中，提升工作效率並帶來靈感。

★ 減輕並釋放壓力，適合慢性疲勞者使用。

冷杉精油 FAQ

萃取部位	針葉、樹枝。
種類	常見的有歐洲冷杉（銀冷杉）、膠冷杉（香脂冷杉）、北美冷杉（巨冷杉）、西伯利亞冷杉。歐洲冷杉的氣味較為清冷銳利；膠冷杉含有高成分的單萜烯，香氣偏向溫和的樹脂；北美冷杉聞起來像剛砍斷的樹幹般帶點刺激與果香；西伯利亞冷杉則是最典型的冷杉，清透冷峻的中性味道。
辨識品質	木香中帶有涼爽氣息。色澤近無色透明，可能略帶一點黃。
使用禁忌	目前並無具體案例禁用，但若為懷孕初期兩個月內，應與醫師溝通後謹慎使用。
保存期限	3年。不過木類精油只要保持密封，擺放越久木頭的香甜會越明顯。

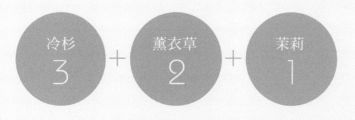

冷杉
3

+

薰衣草
2

+

茉莉
1

[加分精油 → 洋甘菊 1]

善待辛苦的自己

針對四十至五十世代女性，在溫柔香氛中卸下沉重的壓力。

一項針對中年婦女的研究發現，以冷杉精油按摩除了有助於新陳代謝和血液循環，也能減輕身心壓力、改善睡眠障礙甚至減輕疲勞感。搭配有助於增加自信與的茉莉，以及甜美的薰衣草，感受從裡到外的放鬆與和諧。

NOTE 以 5% 濃度調和基底油後按摩全身。

冷杉
2

+

絲柏
2

+

葡萄柚
2

[加分精油 → 雪松 2]

積極向上

在深陷逆境，想要放棄或逃跑時，用這個配方為自己打打氣。

以幾種充滿穩定感的樹木類精油香搭配，為身心帶來強大的支持力量。冷杉、絲柏和雪松除了清晰且各具特色的木香，也交織成層次豐富的樹脂與枝葉清香，帶來正能量。搭配充滿活力的葡萄柚，感覺充滿希望。

205

大暑靜心

一年最熱的時期，以大自然的涼意穩住身心。

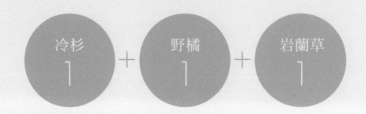

冷杉 1 ＋ 野橘 1 ＋ 岩蘭草 1

[*加分精油 → 薰衣草 1*]

節氣大暑氣候炙熱，流汗多、消耗大，肝火易上升。冷杉能帶來心緒上的冷靜與呼吸通暢，是大暑用油首選。搭配野橘，能提升清熱解毒的作用，岩蘭草則能降氣平肝，是爪哇當地居民的消暑良方。以此配方擴香，在暑氣中保留心的餘裕。

206

獅子自信心

化身為霸氣、熱情、威風凜凜的領導家。

7 月 24 日 /

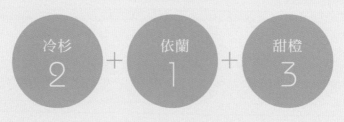

冷杉 2 ＋ 依蘭 1 ＋ 甜橙 3

[*加分精油 → 絲柏 1*]

盛夏出生的獅子座，彷彿擁有整個夏天的熱情，有著高貴而溫暖的氣質。冷杉可說是最性感的木香，穩重中帶著舒爽甜味，就像獅子的自信踏實。依蘭的馥郁芬芳與甜橙的親和果香，則使你成為眾所矚目的焦點。

7 月 25 日 /

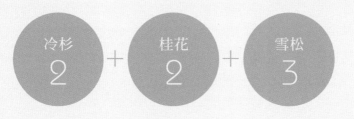

最浪漫的邂逅

乾淨清爽的木香，
彷彿那令人心動的笑容。

[加分精油 → 檀香 1]

冷杉和雪松都是男性香水中常見的要角，堅定可靠中帶著一絲溫暖，讓人不自覺傾心。桂花為整體氣味增添些微內斂優雅的氣質，加分精油的檀香則能讓整體配方的尾韻更為沉穩悠揚。

7 月 26 日 /

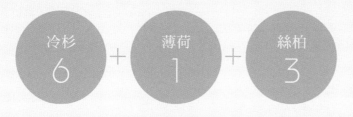

俐落的專業人士

在日常忙亂中，
擁有應對自如的自信。

[加分精油 → 佛手柑 2]

冷杉的香氣帶有乾淨、整齊、秩序的氛圍暗示，也是很適合用於職場的精油。加上薄荷的清涼水感，絲柏的深沉木質調，讓整體更具穿透力。除了提升合作對象的信賴感，也能保持你在心情與頭腦上的冷靜。

NOTE 將精油加入 3-5 倍的 95% 酒精或香水酒精，即為精油香水。

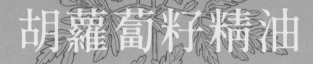

┃ 胡蘿蔔籽精油 ┃

Daucus carota

胡蘿蔔籽精油擁有帶著澀味與甜味的藥草氣息，更像是胡蘿蔔莖葉而非胡蘿蔔本身的氣味。早在16世紀，法國人就已將胡蘿蔔籽當作醫療處方，用於健胃、解肝毒，磨碎後也可直接塗抹於傷口潰爛處幫助癒合，適用於肝、皮膚、肺、過敏與腸胃炎的症狀。

身心靈功效

★ 中和自由基，減緩皮膚老化過程，保持肌膚健康。

★ 促進細胞再生修復，褪黑美白。

★ 促進全身的淨化作用，幫助清除毒素。

★ 養護肝臟，並促進消化液分泌。

★ 舒緩焦慮和緊張情緒，提升心理健康。

胡蘿蔔籽精油 FAQ

萃取部位	種籽。
種類	由野胡蘿蔔種籽蒸餾而得。
辨識品質	氣味類似剛切開的胡蘿蔔，並帶有草葉香。呈淡黃色，流動性近似於水且易於揮發。
使用禁忌	目前並無具體案例禁用，但若為懷孕初期兩個月內，應與醫師溝通後謹慎使用。
保存期限	保存期限約為2到3年，若保存得宜可以存放更久。

白雪公主肌

在最怕曬黑的夏天，
讓幾款美白精油助你一臂之力。

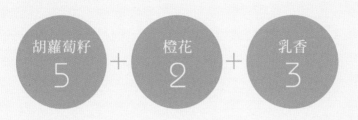

胡蘿蔔籽
5
＋
橙花
2
＋
乳香
3

[加分精油 → 檸檬 2]

胡蘿蔔籽在美白的表現上甚至勝過頗負盛名的玫瑰，胡蘿蔔醇的成分可促進皮膚細胞和組織的再生，並抑制自由基活性，預防皮膚乾澀與曬後細紋。橙花可促進老化角質代謝，預防黑色素沉積，並提升皮膚亮度。乳香則能促進肌膚再生與保持滋潤。

NOTE 以 3% 濃度調和基底油後每晚按摩臉部。

◆ 想要美白的話，有沒有推薦使用的精油呢？

1. 胡蘿蔔籽：能促進細胞更新，改善膚色暗沉。對成熟膚質以及因環境損傷造成的膚色不均有顯著效果。
2. 檸檬：有助於淡化色素沉澱和提亮膚色。具光敏性，適合夜間使用。
3. 玫瑰：以提亮和保濕效果著稱，有助均勻膚色，讓肌膚更顯透亮。
4. 茉莉：具有淡化痘印、提亮膚色的作用。適合敏感肌使用。

可在每日清潔後按摩全臉，尤其針對色素沉澱部位。臉部按摩以濃度以3%為宜，切勿貪圖美容效果採高濃度（特別是敏感性肌膚），以免引起過敏或刺激。精油美白屬天然調理，效果較溫和且需長期使用，建議堅持1-2個月觀察肌膚改善。

210

護肝高手

慢性疲勞者適用，以傳統草藥照顧默默付出的肝臟。

胡蘿蔔籽
2

＋

檸檬
1

＋

永久花
1

[加分精油 → 迷迭香 1]

從希臘和法國的古代典籍中可以知道，歐洲人很早就發現胡蘿蔔籽在養肝、排毒上的作用。搭配富含抗氧化物質、同樣擅長解毒的檸檬，以及利於肝膽的永久花，強化並激勵肝臟功能。

NOTE 以 5% 濃度調和荷荷巴油後，塗抹於肝臟區域。

◆ 可以保養肝臟的精油有哪些，
運作的原理又是什麼呢？

1. 迷迭香：可促進血液循環，提升身體代謝，有助於支持肝臟細胞的修復。
2. 胡蘿蔔籽：具抗氧化特性，能幫助減輕肝臟負擔，促進受損細胞修復與再生。
3. 檸檬：含高比例檸檬烯，能激活肝酶，促進膽汁分泌，改善消化並幫助肝臟排毒。
4. 杜松莓：其單萜類化合物有助於促進代謝與利尿，間接支持肝臟解毒並減輕負擔。但不適合孕婦及腎臟功能不全者。

可將精油與基底油混合稀釋後輕柔按摩右下腹部，每週2-3次作為保養。

7月29日／

211

脚踏實地

彷彿身處綠意盎然的藥草園裡，
讓自己深深紮根。

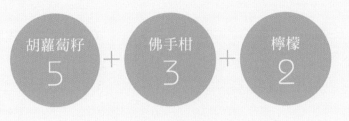

胡蘿蔔籽
5
＋
佛手柑
3
＋
檸檬
2

[加分精油 → 薰衣草 2]

胡蘿蔔籽的氣味非常獨特，前味是清香微甜的草香，中味則開始散
發野生氣息，是頂尖調香師的秘密武器。以胡蘿蔔籽的大地氣息，
搭配柑橘系佛手柑、檸檬的愉快果香，讓整體香氣更輕盈，彷彿一
步步踩在泥土上，眼前的路愈發清晰。

7月30日／

212

相聚時的快樂

一場痛快的聊天，
同時也能淨化彼此的心靈。

胡蘿蔔籽
2
＋
天竺葵
3
＋
葡萄柚
3

[加分精油 → 檸檬 2]

真正的交流不只是共享歡樂，也是透過彼此理解與深度對話，得到
心靈上的撫慰。胡蘿蔔籽和煦的藥草香能帶來身心的淨化，加上帶
有玫瑰香氣、調性溫暖的天竺葵，以及活潑清新的葡萄柚，營造出
明亮而充滿包容力的氛圍，就像來自摯友的深深擁抱。

胡蘿蔔籽精油

| 精油配方 366 |

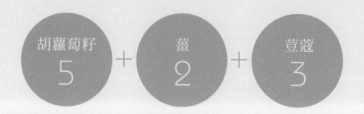

7月31日／

胡蘿蔔籽 5 + 薑 2 + 荳蔻 3

[*加分精油 → 甜橙2*]

讓腸胃舒舒服服

壓力、飯後消化不良、
到長時間飛行的腸胃不適都適用。

除了歐洲，中醫亦認為胡蘿蔔籽有通氣、治便秘的作用。搭配薑促
進胃腸蠕動，荳蔻則能刺激胃液、膽汁和其他消化酵素的分泌。以
此配方按摩，能安撫緊張不適的腸胃。

NOTE 以 5% 濃度調和基底油後按摩腹部。

◆ **七月精油關鍵字**

炎炎夏日，除了保持外表不狼狽，也別忘了照顧內
在的自己。這個月以肌膚保養、穩定身心、以及帶
著山間涼意的幾款精油做搭配。

玫瑰：精油之后
松針：抵抗力
檸檬香茅：清潔
冷杉：高山
胡蘿蔔籽：褪黑

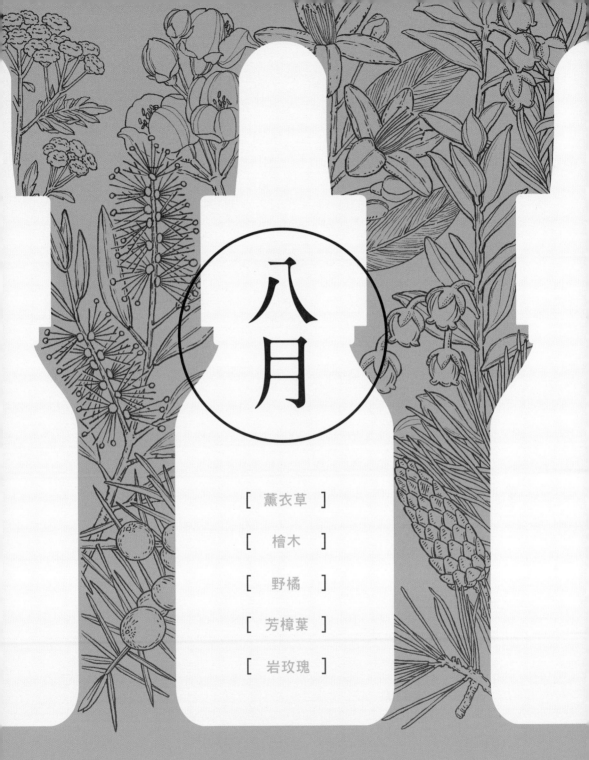

八月

[薰衣草]

[檜木]

[野橘]

[芳樟葉]

[岩玫瑰]

August

| 節氣 | 立秋、處暑 | 星座 | 處女座 | 關鍵字 | 靜心、修復、走進森林 |

適合搭配的精油
橙花 / 乳香
馬鬱蘭

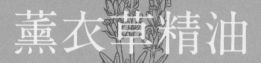

薰衣草精油

Lavandula angustifolia

薰衣草是最為大眾所熟知的精油之一，自古以來就受到廣泛的應用。據傳，古埃及人和羅馬人會在浴室中使用薰衣草來保持清潔與芬芳，中世紀則被廣泛應用於防蟲。薰衣草以舒緩和放鬆的特性聞名，對安眠與緩解壓力頗有助益。

身心靈功效

★ 舒緩、安撫的特性，對於改善睡眠品質很有幫助。

★ 對皮膚有舒緩和修復的效果，可處理輕微的肌膚刺激，

　　如曬傷、蚊蟲叮咬、輕微燒燙傷。

★ 改善頭髮質地，減少頭皮屑和頭皮問題。

★ 鎮痛、安撫神經，可緩解頭痛、肌肉疼痛等情況。

薰衣草精油 FAQ

萃取部位	頂端的花苞。
種類	主要有兩種。中文翻譯為真正薰衣草/正科薰衣草/安古薰衣草/高地薰衣草的狹葉薰衣草，主功效為放鬆、紓壓，沉香醇和乙酸沉香酯比例較高，香氣甜美。另一種名為醒目薰衣草/大薰衣草的大葉薰衣草，為觀賞用，乾花穗也很受歡迎。因為樟腦含量較高，多了些樟腦味，蠶豆症需避免。
辨識品質	呈淡黃色，醒目薰衣草的氣味較刺鼻強勁，真正薰衣草香氣甜美。
使用禁忌	懷孕前兩個月不宜，無論按摩或擴香都請避免。兩個月後至預產期間擴香沒問題，按摩請避開軀幹，可按摩頭肩頸與四肢。醒目薰衣草蠶豆症者嚴禁使用。
保存期限	2年以上。若存放得宜，放得越久會越香，安神舒壓的功效也更好。

8月1日 /

親愛的女朋友

獻給閨中密友的美麗香氣，用香氣慶祝永遠相伴的友情。

薰衣草
2

+

甜橙
1

+

檸檬
1

[加分精油 → 佛手柑 1]

薰衣草甜美舒緩的香氣，搭配愉快的甜橙和輕盈的檸檬果香，帶來輕鬆舒適的自在氛圍。就彷彿和好友相處一般，可以展現真實的自己，無論快樂悲傷，都有人穩穩接住。

NOTE 以 5-10 倍的 95% 酒精稀釋，放置 2 天以上即可使用。

8月2日 /

夏夜睡美人

翻來覆去的盛夏夜晚，善用薰衣草的強項，安神助眠。

薰衣草
3

+

佛手柑
2

+

岩蘭草
1

[加分精油 → 馬鬱蘭 1]

經典的安眠配方。薰衣草成分中的沉香醇和乙酸沉香酯，有助於神經鎮定和放鬆，同時有驅趕蚊蟲的功效。搭配上能減輕緊張焦慮、香氣清新的佛手柑，以及能賦予心靈穩定感、氣味厚實的岩蘭草。

NOTE 將配方滴 1 滴在枕巾邊緣或滴在衛生紙上、放於枕旁。

216

讓肌膚重返無暇

消炎、鎮定同時平衡皮膚油脂，針對痘痘肌的專屬配方。

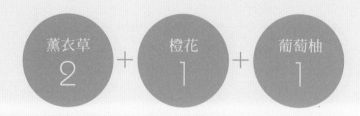

薰衣草 2 + 橙花 1 + 葡萄柚 1

[加分精油 → 茶樹 1]

青春痘發炎會引起微血管擴張，導致傷口痊癒後因黑色素沉澱而產生痘疤。薰衣草在護膚上兼具消炎、淡化疤痕與舒緩的多重功效，於臉部保養品成分中常出現的橙花，能美白並促進細胞修復與再生，葡萄柚則能收斂毛孔，幫助油性肌膚恢復平衡。

(NOTE) 以 3% 濃度調和葡萄籽油後塗抹。

217

穩定高血壓

三款具有強大鎮靜效果的精油，同時穩定心情與血壓。

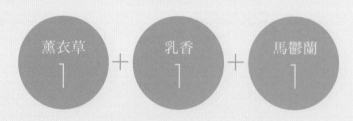

薰衣草 1 + 乳香 1 + 馬鬱蘭 1

[加分精油 → 依蘭 1]

曾有實驗指出，薰衣草能改善健康男性的冠狀動脈血流速度，溫和的香氣除了能降低血壓，也讓心情不再焦慮。馬鬱蘭對於和緩情緒、改善血液循環有所幫助，乳香和依蘭不同向度的溫暖香氣，則有助於心情上的鎮靜與放鬆。

8月5日／

中古世紀的浪漫

讓薰衣草的香氣，
帶你穿越回到歐洲舊時光。

薰衣草
8
＋
苦橙葉
2
＋
廣藿香
1

[加分精油 → 依蘭 1]

薰衣草在中世紀歐洲受到廣泛使用，歷史上最早的香水配方中，也有薰衣草的蹤影。這款古典配方香水，前味為清新草香，後味為微甜花香，苦橙葉微澀的氣息為整體增添一抹明亮感，溫暖沉穩的廣藿香，讓香氣更性感、成熟。

NOTE 以 5-10 倍的 95% 酒精稀釋，放置 2 天以上即可使用。

8月6日／

文學中的香氣

他將用這瓶香水，
把她們的美永永遠遠地收藏……

薰衣草
2
＋
茉莉
2
＋
檸檬
1

[加分精油 → 玫瑰 1]

說到與「香氣」有關的文學或電影作品，應該有不少人會想到《香水》中鉅細靡遺又令人毛骨悚然的描述。以甜美的薰衣草、魅惑的茉莉加上青春無敵的檸檬，重現令人心醉神馳的絕世香氣，加分精油的玫瑰，讓整體更為馥郁深奧。

220

燙傷小幫手

最適合居家常備的薰衣草精油，
針對輕微燙傷功效卓越。

薰衣草 2 ＋ 岩玫瑰 1 ＋ 永久花 1

[加分精油 → 洋甘菊 1]

現代芳療之父蓋特佛賽在一次實驗中意外燒傷了手，情急之下將手浸入薰衣草精油桶中，沒想到疼痛大減且沒有起水泡，也成為薰衣草最為人津津樂道的軼事之一。搭配岩玫瑰，有修復受損組織的效果，永久花則可減輕燙傷引起的發炎反應。

NOTE 輕微燙傷時，可將此配方直接滴於傷口上，不需另加植物油。

◆ 除了薰衣草，還有哪些可以助眠的精油呢？
它們的差別是什麼、該如何選擇？

「最多失眠人的選擇」是薰衣草精油。適合平常都睡得很好，偶爾發生的一般性失眠。

「幸福安眠的守護者」是羅馬洋甘菊精油。適合因為神經緊張、難以放鬆而無法入睡的狀況。

「舒壓之王」是苦橙葉精油。適合生活壓力大、思慮過多，或者因寂寞、不快樂等情緒導致睡不著的人。

「女性專屬」是玫瑰天竺葵精油。適合生理變化如經前緊張、更年期不適等所導致的睡眠困擾。

「平靜安穩入夢」是花梨木精油。適合因太過興奮、躁動所造成的失眠。

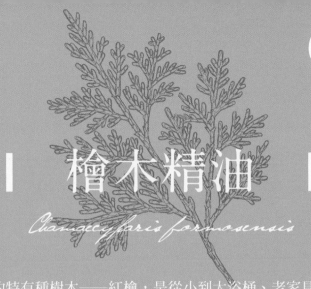

適合搭配的精油

雪松 / 花梨木

薰衣草

檜木精油

Chamaecyparis formosensis

來自台灣的特有種樹木——紅檜，是從小到大浴桶、老家具等散發出的
濃厚木香，也是許多人共有的香氣記憶。全球的檜木屬植物現今僅存七
種，台灣就有紅檜和黃檜兩種，目前均禁止砍伐，因此正規的檜木精
油，來源是早年伐木或雕刻時的剩料或木屑。

身心靈功效

★ 有助於心情平靜、精神放鬆，改善睡眠品質。

★ 具有抗菌和抗炎作用，可用於舒緩皮膚問題。

★ 緩解呼吸道不適，增強免疫系統的防禦能力。

★ 對常頭痛焦慮者很有幫助，能快速解除緊繃的狀態。

★ 降低皮質醇水平，減少壓力荷爾蒙分泌。

檜木精油 FAQ

萃取部位	碎木屑。
種類	紅檜與黃檜都被稱為檜木精油。紅檜的味道更甜一些，黃檜的氣味比紅檜更通透。
辨識品質	香氣為厚重木味，不應有酸味或青味等不好的味道。顏色為琥珀黃或帶點紅的深黃色。
使用禁忌	目前並無具體案例禁用，如果為懷孕初期兩個月內，應在與醫師溝通後謹慎使用。
保存期限	3年以上，如保存得宜可以存放更久。純正的檜木精油不會變質，越陳越香。

221

父親節快樂

可靠、沉穩又開闊的木頭香，就像爸爸一樣。

8月8日/

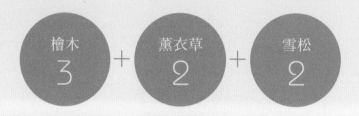

檜木 3 + 薰衣草 2 + 雪松 2

[加分精油 → 檸檬2]

8月8日是台灣的父親節，而廣受男性歡迎的檜木精油，絕對是表達心意的好選擇。以具有厚度的檜木，搭配有助於減輕壓力、調合神經狀態的雪松，作為點綴的薰衣草則帶點輕盈花草香，能緩解焦慮和疲勞，讓平時身負重擔的爸爸得到放鬆。

222

增潤抗秋燥

在夏秋交換的立秋，為秋冬的健康奠定基礎。

8月9日/

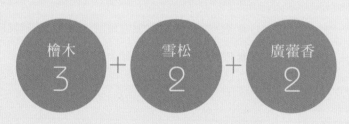

檜木 3 + 雪松 2 + 廣藿香 2

[加分精油 → 乳香2]

隨著立秋的到來，早晚天氣漸涼，除了日曬還要小心乾燥天氣所帶來的皮膚或呼吸系統過敏。檜木能抗菌、去痰，適合呼吸系統弱的人，是立秋用油首選。搭配能緩和肌膚搔癢感的雪松和廣藿香。

NOTE 以 3% 濃度調和基底油，用於臉部可穩定膚況，按摩身體可強化肺臟。

八月

大人的暑假

成為大人的你，
有多久沒放暑假了呢？

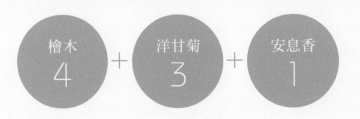

[加分精油 → 薰衣草 2]

天氣讓人懶洋洋，不如今天就讓自己徹底放空吧！將檜木香氣搭上花香與樹脂，更能強化彼此放鬆安撫的效果，整體香氣也更加甜美。在忙亂日常中，別忘了透過這款療癒的香氣，暫時卸下壓力，重新回憶起好好放鬆的感受。

走進台灣原始林

彷彿走進早晨的檜木林，
令人煥然一新的林間氣息。

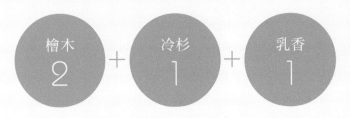

[加分精油 → 松針 1]

檜木、冷杉、乳香與加分精油的松針，都是富含派烯的精油，組合起來就是充滿森林氣氛的香氣，在清新中還帶有樹木油脂溫暖的厚實感。除了能抗菌、改善空氣品質、輔助呼吸系統，同時也有助於精神放鬆與安定心神。

225

負能量速速消

下班後以此配方擴香，清除累積一日的負面能量。

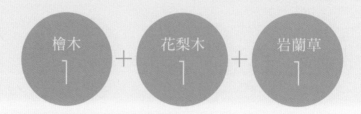

檜木 1 ＋ 花梨木 1 ＋ 岩蘭草 1

[加分精油 → 乳香 1]

韓國曾有項針對上班族的實驗，發現每天嗅吸檜木精油20分鐘，一個月後的壓力和抑鬱情況會有顯著改善。香氣有種正氣凜然之感的檜木，非常適合用於清除負能量，花梨木溫柔的香氣能滋養心輪，岩蘭草則有助於內心的穩定與強大。

226

紓壓檜木浴

彷彿溫泉浴場般的香氣，同時撫慰肌膚與心靈。

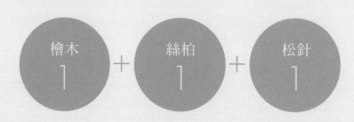

檜木 1 ＋ 絲柏 1 ＋ 松針 1

[加分精油 → 雪松 1]

日文將檜木材質的溫泉浴池稱為「檜風呂」，除了因為檜木耐水，也因為檜木獨特高雅的芬芳，能讓浴池中的人們在瞬間放鬆下來。這款配方結合幾種層次不同的木香，讓居家泡澡瞬間升級。

NOTE 將 3-5 滴精油加入一浴缸的水中即可享受精油浴。

8月14日/

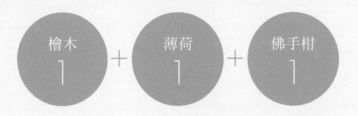

檜木
1
+
薄荷
1
+
佛手柑
1

[加分精油 → 檸檬 1]

居家的夏日森林

大熱天時躲進濃密樹蔭裡，
鼻尖傳來陣陣植物香氣。

熱到無法踏出家門的夏天，如果想念森林，不妨用這款配方擴香吧！檜木能營造出我們熟悉的樹木氣味，搭配清涼舒爽的薄荷，還有讓人心情愉悅又輕快的佛手柑，讓家中充滿大自然氣息，立刻暑氣全消！

◆ 台灣有哪些本土的精油呢？

台灣最珍貴的五種針葉樹「台灣五木」，皆可以提煉精油。
除了本篇介紹的紅檜精油，**扁柏精油**有清新、乾淨的木質香氣，有鎮靜作用，有助改善呼吸道健康。**台灣杉（亞杉）**具有強烈穩重的木質味，鎮靜神經、抗菌抗炎的效果顯著。**香杉（巒大杉）**具有清新、明顯且甜美的木質香，有安神效果，也可淨化空氣。**台灣肖楠**有持久濃郁略帶辛辣的木質香氣，具有抗菌和促進血液循環的特性。

檜木精油

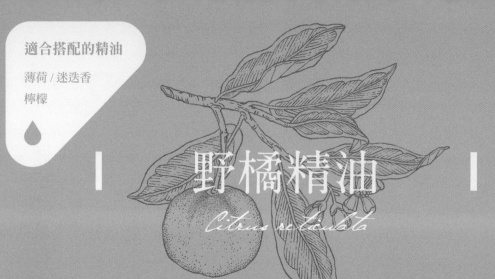

適合搭配的精油
薄荷/迷迭香
檸檬

野橘精油

Citrus reticulata

也被稱為紅橘或紅桔精油，比起同為芸香科的甜橙、葡萄柚等萃取自果皮的精油，香氣很接近我們平常作為水果的新鮮橘子，氣味清新而溫和，接受度也很高。橘子在古代是進貢給皇帝的水果，除了有助於消化，也有大吉大利等吉祥寓意。

身心靈功效

★ 香氣清新甜美，可以提振精神，增加活力。

★ 有助於促進食慾，減少脹氣並改善消化不良。

★ 溫和且親民的香氣，適合幫助孩童放鬆。

★ 於睡前使用，可促進睡眠品質。

★ 改善膚色，減少暗斑和細紋，並促進細胞再生。

野橘精油 FAQ

萃取部位	果皮。
辨識品質	明亮的橙色至黃色，香氣應是香甜溫和的柑橘香。質地為中等黏稠、略清爽。
使用禁忌	目前並無具體案例禁用，如果為懷孕初期兩個月內，應在與醫師溝通後謹慎使用。
保存期限	2-3年，如保存得宜可存放更久。但果實類精油的香氣與功效會隨時間變得不明顯。

淨化磁場

除穢避邪、穩定心神，中元節的精油配方。

8月15日 /

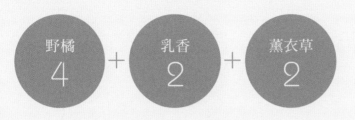

野橘 4 + 乳香 2 + 薰衣草 2

[加分精油 → 雪松 1]

農曆七月鬼門開，到了七月十五日就是中元節了。這段期間有各種忌諱與習俗，如果覺得心中不安，不妨利用精油的天然能量淨化空間氣場。野橘的香氣予人陽光普照的明亮感受，搭配具備神聖能量的乳香和雪松，以及安神的薰衣草。

與寶貝的溫柔時光

親愛的孩子，希望你平安長大，感到安全，就能勇敢面對世界。

8月16日 /

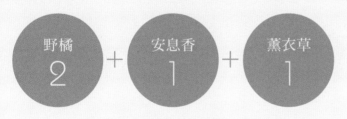

野橘 2 + 安息香 1 + 薰衣草 1

[加分精油 → 甜橙 1]

野橘非常適合作為小小孩的心靈輔助。搭配香氣甜美的安息香，可以舒緩孩子焦慮或情緒不穩定的情況，氣味溫和的薰衣草更能加強安撫效果。在睡前可以此配方為孩子輕柔按摩，一邊說說話。

NOTE 以 2% 濃度調和基底油後按摩小朋友的背部和四肢。

230

美味餐桌

適合用於客廳與餐廳的擴香配方，讓空氣清新，氣氛更自在。

野橘 5 + 迷迭香 2 + 葡萄柚 3

[*加分精油 → 檸檬 2*]

野橘的香味迷人，能讓人不自覺地放鬆下來，帶走壓力與鬱悶心情，酸甜香氣也能刺激食慾；葡萄柚、檸檬的香氣明亮愉悅，有類似功效。而迷迭香強烈的香草味，則能中和廚房油煙氣味。以此配方擴香，能引起食慾，更享受用餐的樂趣。

231

大吉大利

於人來人往的營業空間擴香，招人也招財。

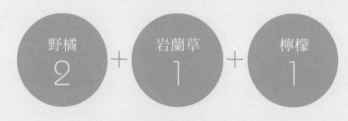

野橘 2 + 岩蘭草 1 + 檸檬 1

[*加分精油 → 乳香 1*]

野橘可說是最吉祥如意的精油，除了傳統寓意，充滿活力和水果香的爽朗氣味，任何人都會想親近，是代表著「好人緣、好業績」的味道。岩蘭草同被視為與財富相關的精油之一，深沉香氣與野橘活潑的香氣相輔相成。檸檬則可讓營業空間氣氛更加潔淨明亮。

夏日橘韻

為炎熱天氣特別設計，能帶來活力的夏季香水。

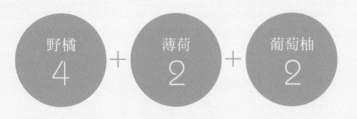

[加分精油 → 橙花 1]

野橘比起其他柑橘類的香氣更加複雜飽滿，氣味在酸甜中帶著溫厚，搭配清涼的薄荷，更顯得清透舒暢。加上香氣明快、充滿行動力的葡萄柚，將夏天的煩燥燠熱一口氣沖刷殆盡。

NOTE 將精油加入 3-5 倍的 95% 酒精或香水酒精，即為精油香水。

◆ 書中提到的柑橘類精油有野橘、檸檬、
   佛手柑、甜橙，這幾款精油在香氣或功效上
   有什麼差異呢？

1. 野橘：鮮明果香帶有明顯的酸香與野生橘特有的
   複雜原野香味。提振精神、減輕疲勞感、帶來正
   向情緒、促進食慾。
2. 檸檬：酸甜交織的清新香氣，如新鮮切片檸檬的
   清爽質感。淨化皮膚與環境、提升專注力、促進
   代謝。
3. 佛手柑：果香中帶花香，甜中帶苦的獨特甘味，
   清新又柔和。能舒緩焦慮、帶來平靜、幫助平衡
   身心、趨向積極。
4. 甜橙：濃郁香甜的果香，氣味舒適而接受度高。
   能提升心情、減輕壓力、改善睡眠。

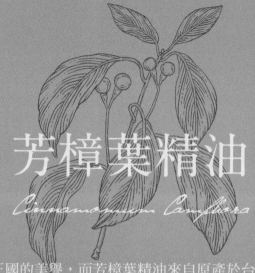

芳樟葉精油

Cinnamomum Camphora

台灣曾有樟腦王國的美譽，而芳樟葉精油來自原產於台灣與中國南部的樟樹，因此對於精油中淡淡的樟木氣息，大家一定不陌生。芳樟葉除了樟樹氣味外，還有一種甜甜的、類似黑松沙士的懷舊香氣，對於防蟲或舒緩肌肉痠痛都有幫助。

身心靈功效

★ 提振情緒、激勵士氣，工作時使用有助提神醒腦。

★ 強效的抗菌和抗真菌特性，可用於殺菌和清潔環境。

★ 舒緩呼吸道問題，對於感冒和咳嗽有一定的幫助。

★ 有防蟲除臭的作用，為居家必備精油之一。

★ 具冷卻效果，可舒緩肌肉的疼痛與緊張。

芳樟葉精油 FAQ

萃取部位	樟樹的樹葉。
種類	除了芳樟葉，還有本樟、黃樟、按油樟等精油，部分高劑量使用時可能有毒性。芳樟葉是最安全且在芳療中最常使用的精油。
辨識品質	呈淺黃色，且有清新的葉香和淡淡的甜香。與樟腦油並不相同，需特別注意。
使用禁忌	樟腦成分容易引起過敏反應，應避免讓孕婦、嬰幼兒，特別是寵物接觸到。蠶豆症患者禁用。
保存期限	2-3年，如能保存得宜可存放更久。如果外觀、香味變質，請立刻丟棄，勿繼續使用。

8月20日 /

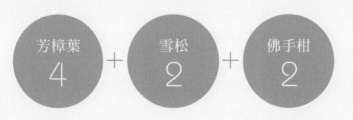

[加分精油 → 檜木 1]

芳樟葉甜甜的香氣,很容易讓人心情快樂起來。搭配雪松醇厚中帶著樹脂甜味的木香,以及有著輕盈果香的佛手柑。整體香氣甜美又充滿層次,令人忘記煩惱,彷彿夏天時,冰涼碳酸飲料在入口瞬間的暢快。

香氛版沙士

記憶中的熟悉香氣升級版,帶你回到無憂無慮的童年。

8月21日 /

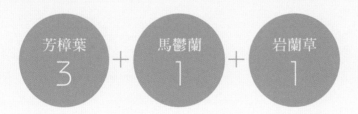

[加分精油 → 快樂鼠尾草 1]

芳樟葉有著糖果店般的淡淡甜味,是很好的中味精油,能增加配方的靈活度。馬鬱蘭、岩蘭草的土木香,可以修飾芳樟葉多變的香甜,快樂鼠尾草則讓氣味層次更豐富。

行走的軟糖

甜得有個性,讓人一聞就心生好奇。

(NOTE) 將精油加入 3-5 倍的 95% 酒精或香水酒精,即為精油香水。

235

老派約會

在浪漫花香中，添加一絲古典的東方底蘊。

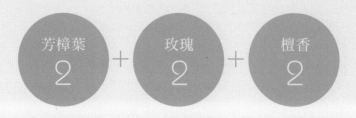

芳樟葉 2 + 玫瑰 2 + 檀香 2

[加分精油 → 橙花 1]

想傳達愛情的甜蜜，不只有一種詮釋方式。在經典的玫瑰香氣中，加上芳樟葉甘甜的木質香，後味則是氣味優雅、餘韻綿長的檀香。在令人頭暈目眩的愛情場景中，注入踏實、篤定的溫暖感受。

236

處暑補心氣

養護心包經，恢復夏天耗損的氣血能量。

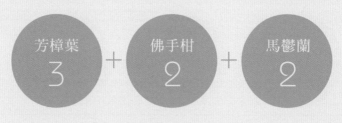

芳樟葉 3 + 佛手柑 2 + 馬鬱蘭 2

[加分精油 → 玫瑰 2]

處暑正是夏秋的過渡時期，易引發心血管疾病，可透過按摩保養心包經。芳樟葉對心臟有很好的激勵效果，是處暑首選用油。佛手柑能疏肝火，馬鬱蘭則能強化心臟的活力。有三高困擾的朋友們，不妨善用此配方。

NOTE 以 5% 濃度調和基底油後按摩。

8月24日／

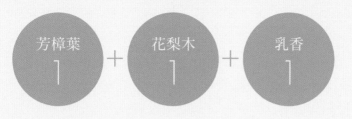

芳樟葉 1 ＋ 花梨木 1 ＋ 乳香 1

[加分精油 → 薰衣草 1]

處女座的你一絲不苟、做事仔細,但也容易因為心思太過細膩而讓
自己壓力太大。芳樟葉是支很接地氣的精油,能讓你在結果不如預
期時調適心情,花梨木能提供情緒上的安定與動力,乳香則能在消
耗過多心神時,幫助你重新恢復內在能量。

8月25日／

芳樟葉 4 ＋ 檸檬 3 ＋ 薄荷 2

[加分精油 → 甜橙 2]

芳樟葉具有提振情緒、保持專注的效果,很適合在辦公空間使用。
檸檬的香氣爽快又明亮,能讓人產生積極的動力,並平衡壓力。薄
荷的清涼感能提升集中力與敏銳度,並讓人在面對新挑戰時更有自
信。

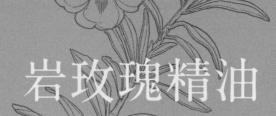

岩玫瑰精油

Cistus Cadaniferus

岩玫瑰的組成分子複雜，氣味非常獨特。雖然中文名字中有「玫瑰」二字，但岩玫瑰和玫瑰沒有血緣關係，而是生長在地中海沿岸貧瘠岩地的灌木植物，它的枝葉都會分泌黏稠樹脂，自古當地人用於止血、焚香，因為留香度高，也被當作調香時的定香劑使用。

身心靈功效

★ 常被用於支持內在，療癒深層的情感創傷。

★ 對肌膚具保護與修復作用，可減輕炎症，舒緩乾燥。

★ 對女性具有特殊的生理輔助功效，可平衡女性荷爾蒙。

★ 有助於頭髮保養，促進頭髮生長、改善頭皮狀況。

★ 有止血作用，可治療輕微的割傷和出血。

岩玫瑰精油

萃取部位	枝葉。
辨識品質	在濃厚樹脂、木質調中帶有偏甜的花香。色澤呈深黃色，質地通常非常黏稠。
使用禁忌	目前無具體案例禁用，如果為懷孕初期兩個月內，應在與醫師溝通後謹慎使用。
保存期限	3-4年，若保存得宜可以存放更久。精油會隨著存放越久而越發香甜黏稠，刺激性也隨之降低。

8月26日 /

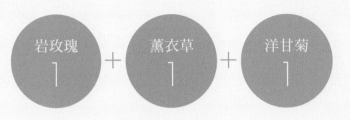

岩玫瑰
1
+
薰衣草
1
+
洋甘菊
1

[加分精油 → 永久花 1]

以上幾支精油的質地都非常溫和，岩玫瑰有抗菌、抗炎作用，有助於減輕皮膚發炎和紅腫，搭配薰衣草、洋甘菊，發揮協同作用，讓狗狗的皮膚更健康。事先將精油以3%稀釋在基底油中，視狗狗體積倒入洗澡水中攪拌均勻。

8月27日 /

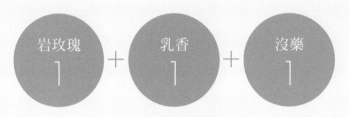

岩玫瑰
1
+
乳香
1
+
沒藥
1

[加分精油 → 雪松 1]

岩玫瑰在情緒和心理層面上有極強的安撫、修復效果，讓人不再感到莫名驚懼。自古即於宗教場合出現的乳香和沒藥，能發揮淨化氣場、鎮靜心靈的強大作用。此配方能幫助人們度過重大傷痛或驚恐情緒，重新恢復心靈的平和寧靜。

241

長輩的身心保健

結合心靈支持與免疫力提升，適合家中年長者的按摩配方。

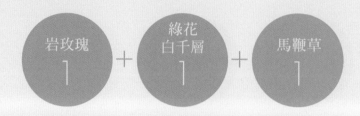

岩玫瑰 1 + 綠花白千層 1 + 馬鞭草 1

[加分精油 → 洋甘菊 1]

一項美國期刊上的研究表明，岩玫瑰有抗菌、抗氧化的特性，在對抗細菌感染的同時也能減緩衰老。搭配綠花白千層，爽利的氣味能保養呼吸道、抒解閉塞感，馬鞭草安撫憂鬱與焦慮，同時也能保養肌膚。

NOTE 以 5% 濃度調和甜杏仁油後按摩於背部，補充元氣。

242

耀眼的陰性能量

喚醒女性的內在生命力，活得強大、穩定又充滿自信。

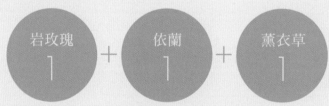

岩玫瑰 1 + 依蘭 1 + 薰衣草 1

[加分精油 → 甜橙 1]

岩玫瑰是非常適合女性使用的精油。對荷爾蒙有調節作用，可以調整月經周期以及更年期的不適。依蘭能進一步溫暖子宮，發揮協同作用，薰衣草則能安撫心神，讓整體香氣更加溫暖迷人。以此配方擴香，能緩解焦慮與情緒波動，並提升內在自信。

告別乾枯稻草髮

所有髮質均適用，
染燙受損髮的專用配方，

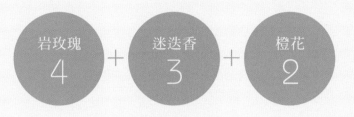

岩玫瑰
4
+
迷迭香
3
+
橙花
2

[*加分精油 → 薰衣草？*]

岩玫瑰能修復受損髮絲，恢復秀髮韌性；迷迭香能促進新髮生長；橙花則可幫助頭髮保持柔軟與光澤。以此配方護髮，能幫助乾枯易斷的頭髮重現生機，此外也有助平衡頭皮油脂分泌。

(NOTE) 以 5% 濃度調和葡萄籽油，於洗髮後按摩髮絲。

重啟肌膚元氣

換季前的溫和保養，
讓肌膚遠離多事之秋。

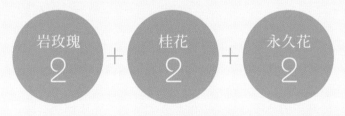

岩玫瑰
2
+
桂花
2
+
永久花
2

[*加分精油 → 玉蘭葉 1*]

保養也要順應四季節律。經過長長的夏天，以岩玫瑰鎮靜、舒緩肌膚受到的日曬刺激，同時抗氧化。桂花促進細胞再生的能力極佳，也有助於美白淨化，再加上肌膚保養界的明星永久花，修復抗敏外也杜絕秋季乾燥。

(NOTE) 以 3% 濃度調和荷荷巴油，取代精華液按摩臉部。

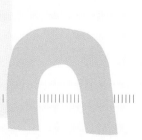

◆ 八月精油關鍵字

容易心浮氣躁的夏天，挑選氣味令人懷念、同時能穩定內在的香氣，除了台灣森林的味道、夏季盛開的薰衣草，還有香氣好聞又得人緣的野橘。地中海的岩玫瑰象徵著自我淨化的癒創能力。

薰衣草：平衡
檜木：舒適
野橘：活力
芳樟葉：士氣
岩玫瑰：療癒

◆ 三大女性保養精油是哪些？

三大女性保養精油為：
天竺葵、洋甘菊和香蜂草。

天竺葵的氣味是甜蜜溫暖的花香，可透過按摩或嗅吸舒緩經期或更年期的不適，能平衡各種膚質，也可用於胸部按摩。洋甘菊有助於安撫情緒，是極佳的抗敏用油，香蜂草則對婦科、自律神經和情緒相關的問題都能提供幫助，輕快愉悅的香氣也能讓人重拾對生活的熱情與信心。

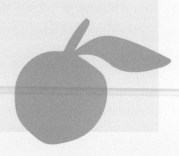

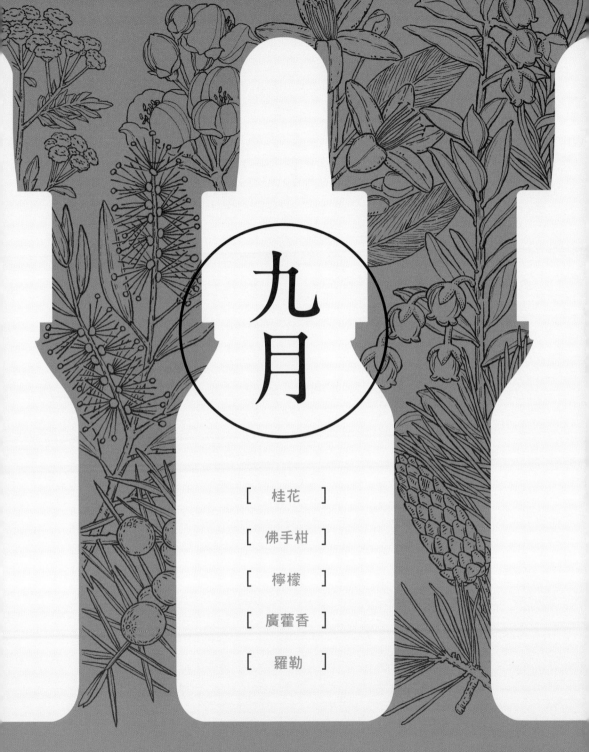

九月

[桂花]

[佛手柑]

[檸檬]

[廣藿香]

[羅勒]

September

| 節氣 | 白露、秋分 | 星座 | 天秤座 | 關鍵字 | 轉涼、秋高氣爽、平撫秋燥

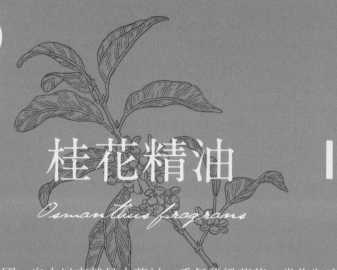

桂花精油

Osmanthus fragrans

桂花原產於中國，自古以來就是中藥材，香氣雅緻芬芳，常作為庭園植物栽種。在中國歷史中，桂花除了被當作中藥材，也曾被用來釀酒、薰茶或用做衣物薰香。台灣常見的白色桂花是四季桂，香氣清雅，四季皆能開花；而萃取精油的桂花主要來自金桂，花朵顏色為金黃色或橙色，香氣馥郁，並帶有獨特的微甜花香。

身心靈功效

★ 舒緩、放鬆的效果，可幫助減輕壓力、憂鬱和情緒波動。

★ 抗氧化和抗炎特性，可滋潤、舒緩乾燥的皮膚。

★ 能放鬆肌肉，具有一定的鎮痛和抗痙攣效果。

★ 去除黏液、化解胸悶，對呼吸系統有所幫助。

★ 宜人的香氣能平撫焦躁、安定神經，改善失眠。

桂花精油 FAQ

萃取部位	花苞。
提煉方式	蒸餾法難以取得桂花香氣，因此桂花精油提煉大多來自溶劑萃取法，亦可透過印度attar古法提煉。
辨識品質	桂花的香氣雖然常見，卻很難人工模仿或合成。只要透過嗅覺，即可判別真假。
使用禁忌	目前並無具體案例禁用，但若為懷孕初期兩個月內，應在與醫師溝通後謹慎使用。
保存期限	3-5年，如保存得宜可以存放更久。精油會隨時間，越發香甜迷人。

9月1日 /

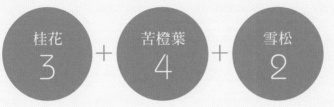

桂花
3
+
苦橙葉
4
+
雪松
2

[加分精油 → 檸檬 1]

聞香知秋

以桂花清幽深邃的獨特香氣，
開啟秋日篇章。

秋日天高氣爽，也是桂花香正撲鼻的時刻。酸澀的苦橙葉帶著清
新，與馥郁的桂花香一同鑽入鼻腔，沁人心脾。尾調是沉靜的雪
松，正像夏末初秋的天氣，熱浪褪去後的一陣清風，最後留下帶有
花香的木質香，溫柔而沉靜。

NOTE 以 5-10 倍的 95% 酒精稀釋，放置 2 天以上即可使用。

9月2日 /

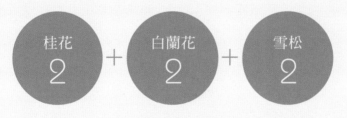

桂花
2
+
白蘭花
2
+
雪松
2

[加分精油 → 安息香 1]

桂香潤肺

秋天養肺正當時，
以桂花輔助，照顧呼吸道。

桂花迷人的香氣，能讓人有打開心扉之感，在生理上則有助於抗
菌、暢通呼吸道，排除身心的壅塞。白蘭花就是白玉蘭的幽香，能
開胸散鬱，安定神經系統，還能幫助止咳。雪松在清肺的效果也很
明顯，能調理肺部不適。是一款非常適合養肺的配方。

NOTE 以 3% 濃度調和基底油按摩胸前，或用於擴香。

桂花精油

247

告別秋季失眠

時節入秋，天氣變化劇烈，用安撫系的溫柔香氣陪伴入眠。

9月3日／

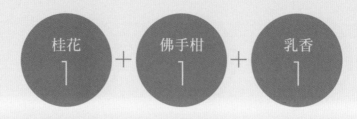

桂花 1 ＋ 佛手柑 1 ＋ 乳香 1

[*加分精油 → 甜橙 1*]

經過炙熱又消耗體力的夏天，在季節交替的秋初，特別容易因為心煩、燥熱而睡不著。當感覺鬱悶煩燥時，馨香的桂花是最好的解方，搭配安神的乳香與安撫焦慮的佛手柑，平衡神經，化解內心的無名焦灼。

248

浸潤身心

適合秋日的泡澡配方，溫婉含蓄，平衡而悠長。

9月4日／

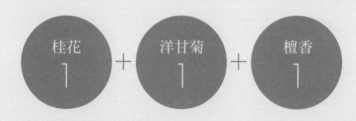

桂花 1 ＋ 洋甘菊 1 ＋ 檀香 1

[*加分精油 → 雪松 1*]

桂花精油的香氣驚人，只需少少幾滴，就能擁有滿室清香，同時也有滋潤肌膚的功效。搭配同樣有鎮靜神經、修復肌膚功效的洋甘菊，檀香能讓香氣更有深度。甜美的香氣令人心神放鬆。

NOTE 將 3-5 滴精油加入一浴缸的水中即可享受精油浴。

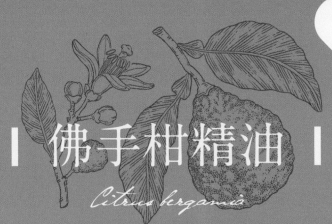

適合搭配的精油
橙花 / 洋甘菊
薰衣草

佛手柑精油

Citrus bergamia

用於芳療的佛手柑是是形狀偏圓的小型柑橘類水果,原產於義大利,又稱為香檸檬、香柑,而不是中藥裡有著細長佛手造型的五指柑。伯爵茶的香氣就是來自佛手柑,溫和細緻、接受度高,也是許多專家最為推薦、有助於忘憂放鬆的精油。

身心靈功效

★ 在提振情緒上效果卓越,能緩解焦慮、抑鬱。

★ 放鬆心情、安撫神經,帶來面對挫折的勇氣與力量。

★ 可用於平衡油脂分泌,修復並改善痤瘡。

★ 抗菌、抗感染,也能緩解肌肉疼痛、關節炎和頭痛。

★ 緩解消化不良、胃痛和脹氣,對於精神壓力造成的不適也有效。

佛手柑精油 FAQ

萃取部位　　果皮。

辨識品質　　色澤為淡黃偏綠,香氣比一般柑橘類有更多層次,帶有花香、果香與柑橘皮的氣息。不黏稠、易揮發。

使用禁忌　　目前並無具體案例禁用,但如果為懷孕初期兩個月內,應在與醫師溝通後謹慎使用。此外,在高濃度下可能對寵物有害。佛手柑精油含有光敏性物質佛手柑內酯,使用後務必確實做好物理防曬。

保存期限　　2-3年,如能保存得宜可以存放更久。由於容易揮發及氧化,過期不建議使用。

249

英式風格的午後

伯爵茶般清新的香氣繚繞，讓氣氛平和，心情放鬆。

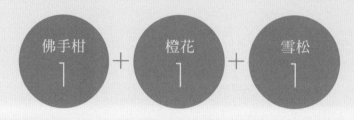

佛手柑 1 + 橙花 1 + 雪松 1

[*加分精油 → 苦橙葉 1*]

佛手柑、橙花與苦橙葉，是在不同面向上有助於放鬆並減輕憂鬱感的精油。佛手柑清新而有層次，橙花的花香甜美細膩，苦橙葉則帶來一絲枝葉的深邃之感。搭配甜美的雪松，是能讓心情回復平靜的絕佳組合。

250

快樂孕媽咪

為孕期女性特別設計的配方，送給懷孕的密友當伴手禮吧。

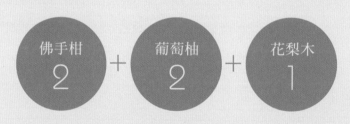

佛手柑 2 + 葡萄柚 2 + 花梨木 1

[*加分精油 → 甜橙 1*]

佛手柑成分溫和、有極佳的抗憂鬱效果，且對女性週期不會帶來干擾或副作用，對懷孕期間身心皆有巨大變化的女性來說，是很適合的輔助。搭配能消除水腫與疲憊感的葡萄柚，以及有助於心靈穩定的花梨木。

NOTE 可做為擴香吸嗅，或調成 1% 按摩油後使用。

9月7日／

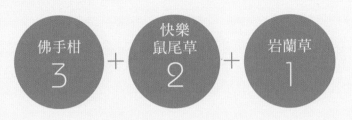

[加分精油 → 薰衣草 1]

研究指出佛手柑能作為網路遊戲障礙的替代療法，有助於降低遊戲
成癮時所引起的焦慮與心情低落。加上能讓心情溫暖放鬆的快樂鼠
尾草，帶著泥土香氣的岩蘭草，讓飄遊在虛擬世界的心靈重新與現
實接軌。

9月8日／

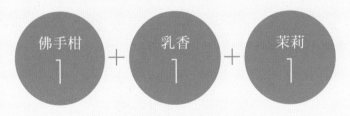

[加分精油 → 橙花 1]

白露是一年中日夜溫差最大的時節，呼吸道易受影響。佛手柑能化
痰並保護呼吸系統，是白露用油首選。乳香香氣悠長，能使呼吸更
緩慢深層，由於白色可養肺，另搭配白花的茉莉與橙花。

NOTE　除了擴香，也可滴幾滴於熱水中吸嗅。

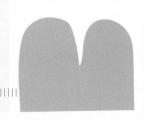

253

無憂無慮

告別憂鬱與焦慮，
找回生活鬆弛感。

9月9日／

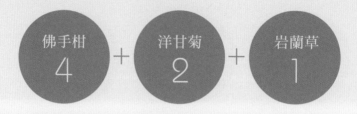

佛手柑 4 ＋ 洋甘菊 2 ＋ 岩蘭草 1

[加分精油 → 天竺葵 2]

佛手柑香氣清新、接受度也高，是公認最有助於放鬆和緩解焦慮的精油之一。搭配帶著清甜蘋果香的洋甘菊，以及氣味厚實的岩蘭草，能讓人感受到心情的平靜，情緒上也更加放鬆。

254

秋日女人香

甜而不膩、溫潤柔和，
帶來輕柔颯爽的氛圍。

9月10日／

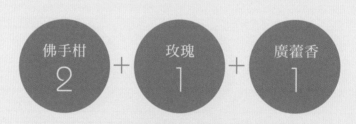

佛手柑 2 ＋ 玫瑰 1 ＋ 廣藿香 1

[加分精油 →薰衣草 2]

佛手柑纖細優雅的果香，常作為香水的前中調，既可協調、又能巧妙襯托其他香調。與玫瑰搭配，能降低玫瑰的香甜粉嫩感，廣藿香的微苦，則讓整體氣息變得平和與安穩。

NOTE 以 5-10 倍的 95% 酒精稀釋，放置 2 天以上即可使用。

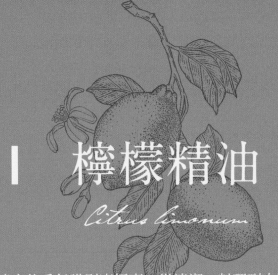

適合搭配的精油
薄荷 / 甜橙
薰衣草

檸檬精油

Citrus limonum

檸檬明亮清爽的香氣識別度極高,從清潔、料理到去除異味,是在生活中運用非常廣泛的果實之一。在古埃及與中古歐洲,檸檬即被用於空間或環境的淨化,檸檬精油則將淨化的特性更延伸,還有美白、提振精神的功效。

身心靈功效

★ 清新、明亮的香氣,能幫助提升注意力和集中力。。

★ 強大抗菌和抗真菌作用,可用於清潔家居環境並除臭。

★ 對消化系統有益,可促進消化、舒緩胃脹提振新陳代謝。

★ 有助清潔皮膚、控制油脂分泌、淡化斑點。

★ 富含抗氧化物質,有助於對抗自由基的損害。

檸檬精油 FAQ

萃取部位	果皮。
種類	依照提煉方式可以分為冷壓與蒸餾。其中冷壓精油更接近檸檬果皮原本的香氣。
辨識品質	色澤為淡黃至亮黃色,冷壓者有可能接近黃綠色。氣味酸甜清香,不黏稠、易揮發。
使用禁忌	目前並無具體案例禁用,但如果為懷孕初期兩個月內,應在與醫師溝通後謹慎使用。屬光敏性精油,若於白天使用,需確實做好物理防曬。
保存期限	2-3年,如能保存得宜可以存放更久。如發現香味、外觀有異,請勿再使用,如能接受味道可以作為環境香氛。

255

元氣滿滿

充滿活力的新鮮果香，
喚醒一整天的好心情！

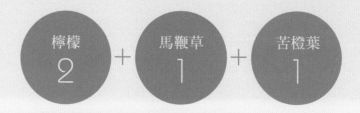

檸檬 2 ＋ 馬鞭草 1 ＋ 苦橙葉 1

[加分精油 → 葡萄柚 1]

檸檬能帶來充滿陽光的正能量感受，搭配馬鞭草帶著檸檬香氣的草香，苦橙葉的加入則讓香氣更細膩有層次。令人回想起學生時代起大早抵達學校，和朋友們互道早安的愉快時光。是適合每天早晨使用的香氛配方。

256

青春期的詩

生澀中滿懷對未來的希望，
就是青春的滋味。

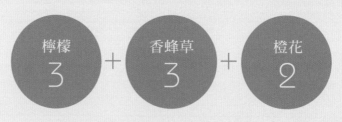

檸檬 3 ＋ 香蜂草 3 ＋ 橙花 2

[加分精油 → 佛手柑 2]

青春期的我們，有羞澀、有叛逆，還有世界的美好憧憬。檸檬洋溢著少女般的活力，與香蜂草的香甜氣味融合，讓人回想起微小卻珍貴的年少心事。橙花純粹自然的花香，帶來十多歲時的陽光與甜美。佛手柑的點綴，象徵介乎於叛逆與成熟間的轉變。

9月13日／

自製去味大師

去味最強精油組合，
從根源去除居家空間的惱人異味。

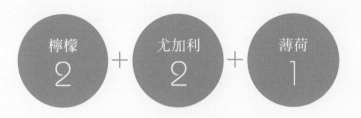

[加分精油 → 茶樹 2]

檸檬是柑橘類精油中解毒、除臭功效最好的一種。檸檬精油中的成分，可以破壞造成臭味產生的細菌和微生物，從而減少或消除臭味。搭配尤加利、薄荷的清爽涼味和殺菌效果，讓空氣清新，異味分子不再。

NOTE 可依比例 1:1 加入酒精製成噴霧。

9月14日／

香氣譜出的旋律

讓香氛與音樂的輕盈交疊，
從聽覺與嗅覺同步療癒。

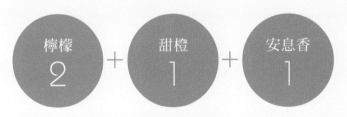

[加分精油 → 薰衣草 2]

9月14日是音樂情人節，也是提醒情侶們可以一起享受浪漫樂聲的日子。今天，來嘗試看看用香氣搭配喜愛的音樂吧！透過甜橙的平衡，檸檬充滿酸度的爽利果香變得更為圓潤，搭配安息香，勾勒出金色陽光般細膩、輕柔又溫暖的氣味。

259

白皙的逆襲

以美白效果著稱，煥發透亮的青春光彩。

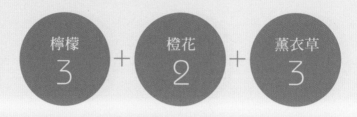

檸檬 3 + 橙花 2 + 薰衣草 3

[加分精油 → 胡蘿蔔籽 2]

多國研究證實，檸檬精油對過氧化物自由基的抑制作用極強，能在美白同時抗老化。搭配橙花可增加皮膚彈性，並代謝老化角質與黑色素。每天晚間以此配方修護，讓肌膚維持在最佳狀態。

(NOTE) 以 3% 濃度調和基底油，取代精華液按摩臉部。

260

聚精會神

於需要集中精神時擴香使用，提升效率、事半功倍。

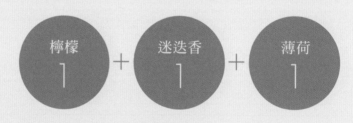

檸檬 1 + 迷迭香 1 + 薄荷 1

[加分精油 → 葡萄柚 1]

日本研究發現，學生身處以迷迭香與檸檬精油擴香的教室中，能更輕鬆且有效率地唸書及考試。檸檬活潑的酸香能提振精神、緩解心情的浮躁與焦慮。迷迭香能讓思慮清晰、集中注意力，清涼的薄荷也有集中與提神效果。

青檸氣泡感

撫平秋老虎的燥熱，
清新百搭的活潑香氣。

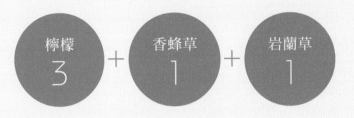

檸檬 3 ＋ 香蜂草 1 ＋ 岩蘭草 1

[*加分精油 → 花梨木 1*]

以檸檬為配方的香水非常多，能帶來活潑新穎、畫龍點睛的感受，
無論搭配花香、果香、木質調都很適合。香蜂草為配方增添了蜂蜜
般的香甜花香，展現青春氣息，最後以岩蘭草為定香。

NOTE 以 5-10 倍的 95% 酒精稀釋，放置 2 天以上即可使用。

◆ 九月精油關鍵字

日夜溫差漸大的九月，以香氣溫柔撫慰中帶點藥性
的桂花、廣藿香與羅勒，平撫季節轉換帶來的不
適。柑橘系的佛手柑與檸檬香氣明亮，讓人心情一
暢，就像是短暫涼爽的秋天。

桂花：潤肺
佛手柑：快樂
檸檬：元氣
廣藿香：去濕
羅勒：清醒

檸檬精油

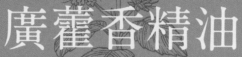

廣藿香精油

Pogostemon cablin

推開中藥鋪大門，撲鼻而來溫暖厚實的藥香，就是廣藿香的氣味。廣藿香在亞洲的傳統醫學和芳香療法中有悠久的歷史，也曾用於保護羊毛和其他織物出口時不受蟲害侵襲，因此成為象徵「東方」的香氣之一。

身心靈功效

★ 減輕皮膚發炎和紅腫，對皮膚問題如濕疹等有益。

★ 鎮靜放鬆，能穩定情緒，調解焦慮不安或空虛的感受。

★ 平衡油脂分泌，適合用於油性和混合性膚質。

★ 舒緩皮膚的癢感和刺激感，輔助過敏或蚊蟲叮咬。

★ 於咳嗽和感冒時，可以緩解喉嚨不適和支氣管問題。

廣藿香精油 FAQ

萃取部位	全株。
種類	用於精油的廣藿香有cablin、heyneanus、hortenis等品種，其中cablin是最為常見，效果也公認較優異，可留意拉丁學名。若標註為「雙重蒸餾」則只適合用於調香，請勿用於身體芳療。
辨識品質	色澤為深棕色，具有濃郁的木質和土壤香氣，質地會隨著存放時間愈發黏稠。
使用禁忌	目前並無具體案例禁用。
保存期限	3-5年，如保存得宜可存放更久。精油會隨時間，越發香甜迷人。

9 月 18 日 /

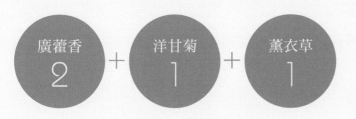

[加分精油 → 薄荷 1]

癢癢退散
替狗狗重拾健康肌，
從此不抓抓。

台灣氣候潮濕，長毛狗狗易有各種皮膚病，看著狗狗抓呀抓，主人
一定很心疼！以廣藿香、洋甘菊搭配薰衣草，在抗發炎、抗敏之
外，對於紅腫與搔癢感也有很好的舒緩作用。

NOTE 小型犬以 0.5% 濃度，中大型犬以 1% 濃度調和基底油後塗
抹癢處。

---

9 月 19 日 /

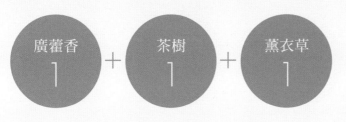

[加分精油 → 洋甘菊 1]

皮膚問題神助手
針對難以痊癒又難受的皮膚狀況，
靠廣藿香就對了！

當抵抗力較差時，皮膚就容易反覆出現濕疹、頑癬、皰疹等各種狀
況。廣藿香在強力止癢外又能對抗細菌、病毒和發炎，對香港腳、
富貴手等都有幫助，搭配殺菌能手茶樹與舒緩修復的薰衣草。

NOTE 以 3% 濃度調和基底油塗抹於患部。

264

直
達
靈
魂
的
香
氣

來
自
大
地
之
母
的
溫
柔
擁
抱
，
感
受
內
心
流
淌
的
安
全
感
。

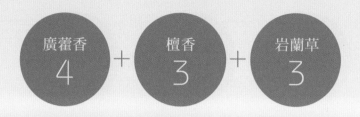

廣藿香 4 + 檀香 3 + 岩蘭草 3

[加分精油 → 薰衣草 2]

廣藿香的泥土氣息強大而溫暖，能舒緩焦慮，使身心重新產生連結。搭配檀香與岩蘭草，整體香氣厚重踏實、豐富而深邃，讓躁動的心靈緩緩沉澱，回歸安寧靜定的自我。

265

氣
場
全
開

雍
容
華
美
中
帶
著
一
絲
神
秘
，
屬
於
大
人
的
性
感
香
氣
。

9 月 21 日 /

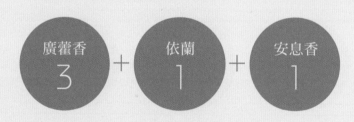

廣藿香 3 + 依蘭 1 + 安息香 1

[加分精油 → 花梨木 1]

以廣藿香的土質與藥草香，傳遞來自遙遠東方的異國氛圍。搭配有著華麗花香的依蘭，以及溫暖甜美的安息香，在花香中延伸出沉穩悠長的低音調，甜美與成熟兼具。

NOTE 以 5-10 倍的 95% 酒精稀釋，放置 2 天以上即可使用。

9月22日 /

減重小幫手

廣藿香能抑止食慾、調節血壓，在香氣療癒中告別肥胖。

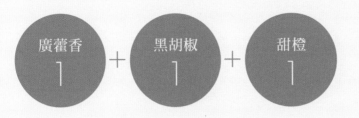

[加分精油 → 杜松莓 1]

研究發現廣藿香的香氣可調節減重的關鍵荷爾蒙「瘦素」，抑止食慾同時改善循環、消除水腫。搭配有助於促進血液循環、提高代謝的黑胡椒，以及維持心情愉快的甜橙。減重期間，不妨多利用這個配方按摩或擴香。

9月23日 /

秋分不憂鬱

用香氣撥雲見日，擺脫秋意寂寥帶來的鬱鬱之感。

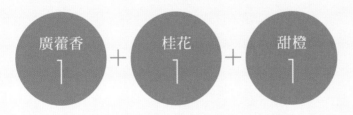

[加分精油 → 苦橙葉 1]

秋分之後陽氣收斂，天氣轉涼、萬物開始凋零，容易產生「悲秋」的情緒。廣藿香沉穩厚實的香氣能讓人揮別負面感受，重新感受到內心的穩定，是秋分首選用油。搭配桂花與甜橙輕盈的芬芳，一舉趕走內心陰霾。

天秤和諧心

化身為公正、從容、熱愛和諧的協調者。

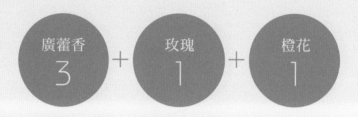

廣藿香 3 ＋ 玫瑰 1 ＋ 橙花 1

[加分精油 → 天竺葵 1]

天秤座重視優雅與公平，卻也容易給人搖擺不定、優柔寡斷的印象。廣藿香的香氣能帶來接地與穩定，有助於平靜想法與情緒上的波動，幫助你更容易做出判斷或決定。搭配玫瑰與橙花的自信又美好的花香，讓你在變動中保持從容，更記得欣賞自己和周圍的美。

◆ **皮膚過敏或發癢時，可以使用哪些精油？**

薰衣草：強大的舒緩特性，適合各種皮膚類型，特別是敏感和受刺激的皮膚。

洋甘菊：具有強效的抗過敏、消炎和鎮靜作用，對於發癢和紅腫的皮膚效果顯著。

茶樹：抗菌抗炎，有助於舒緩因感染或刺激引起的皮膚問題，但使用時需特別注意濃度，避免刺激。

乳香：能夠促進皮膚再生和修復，對於受損和乾癢的肌膚具有保護作用。

玫瑰草：有助於平衡油脂分泌和舒緩，適合用於容易發癢的肌膚。

可將以上精油稀釋至1-2%的濃度，局部塗抹不適區域。

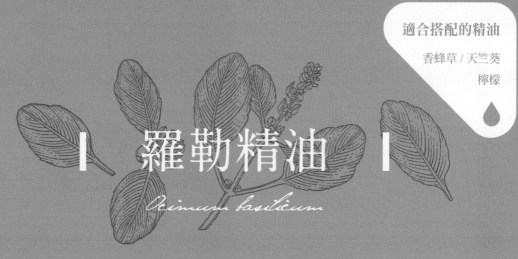

羅勒精油

Ocimum basilicum

相傳羅馬帝國的君士坦丁大帝長年受頭痛所苦，直到使用羅勒配方才獲得痊癒，因此羅勒也名為「君王之草」。羅勒在古代歐洲與宗教的神聖儀式有所連結，也被用於治療胸腔、呼吸道、消化系統等多種疾病。氣味則有點類似我們熟知的九層塔。

身心靈功效

★ 放鬆肌肉緊張，對緩解頭痛、肌肉疼痛有幫助。

★ 減輕壓力和焦慮，協助情緒管理與心情放鬆。

★ 促進消化系統運作，可緩解消化不良、腹部不適。

★ 平衡皮脂分泌，改善肌膚狀態，並有助於收縮毛孔。

★ 具有強大的抗菌和抗真菌特性，可以幫助預防皮膚感染。

羅勒精油 FAQ

萃取部位	全株。
種類	品種眾多，在芳香療法之中用途最廣的是甜羅勒，除了功效優異，香氣也較為甜美溫和。其他另外還有檸檬羅勒、神聖羅勒、丁香羅勒、檸檬羅勒等，因化學成分略有差異，香氣與功效也各異。
辨識品質	色澤為透明至淡黃色。氣味清新芳香，微甜中帶著一絲辛辣。黏稠度為中等。
使用禁忌	羅勒屬於高刺激性精油，孕婦、蠶豆症患者需避免，且與寵物保持一公尺外距離擴香，不得高濃度接觸。
保存期限	2-3年，如能合適的保存可以存放更久。

269

頭痛速速消

古代君王的頭痛解方，用香氣緩解難忍的偏頭痛。

9 月 25 日 /

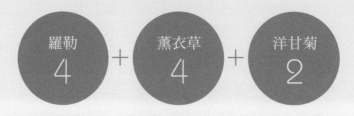

羅勒 4 + 薰衣草 4 + 洋甘菊 2

[加分精油 → 薄荷 1]

古歐洲就已發現羅勒有助於止痛，而近代則透過實驗證實塗抹羅勒精油，確實有助於降低偏頭痛發作的強度和頻率。這個配方中加入薰衣草和洋甘菊，強化放鬆神經的效果。

NOTE 以 5% 濃度調和基底油後按摩頭痛處如太陽穴、後頸部。

270

防霉高手

搭配三種防霉精油，讓浴廁氣味重回清新。

9 月 26 日 /

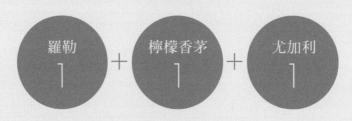

羅勒 1 + 檸檬香茅 1 + 尤加利 1

[加分精油 → 茶樹 1]

針對空氣中幾款常見黴菌所進行的實驗發現，羅勒精油對黴菌有顯著的抑制效果。含有檸檬醛的檸檬香茅，防黴外同時防蟲，尤加利則在防黴、去味上都有所幫助。

NOTE 擴香。亦可加入酒精，調成 5-10% 的精油噴霧噴灑易發霉角落。

9 月 27 日／

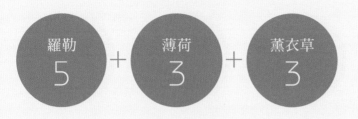

[加分精油 → 洋甘菊 2]

羅勒在脾胃虛弱或暈車嘔吐時有舒緩效果。搭配頭昏、胸悶、暈車、頭痛到中暑都能派上用場的薄荷，搭配讓人心情安定放鬆的薰衣草，無論遇到小感冒或是臨時腸胃不適都能派上用場。

NOTE 將以上配方以 5% 濃度調和基底油後隨身攜帶。

271

最佳旅伴

旅行必備的精油配方，幫你解決突發小狀況。

9 月 28 日／

[加分精油 → 檸檬 1]

老師的工作既耗心神、也花時間。羅勒除了緩解頭痛與焦慮，還具有調節的特性，搭配同樣具有平衡特質的天竺葵，以及能放鬆身心的香蜂草，能平緩焦慮，補足內心的虛耗感受。

272

為心靈注入勇氣

教師節這天，為辛苦老師們設計的心靈配方。

273

闻香賞月度中秋

巧用羅勒，
讓腸胃也能開心過節。

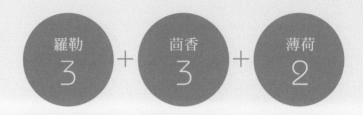

[加分精油 → 葡萄柚 1]

農曆八月十五的中秋節，賞月、吃月餅加上烤肉是一定要的！大量
出現的高油高糖美食，容易造成吃太飽或消化不良。羅勒能促進消
化，可以緩解暴飲暴食後的胃部不適，再搭配茴香、薄荷，消脹氣
的功效非常優異。

NOTE　擴香。或以 5% 濃度調和基底油後，於兩餐之間按摩肚臍周
圍和腹部。

274

擺脫宿醉

如果有盡興飲酒的計畫，
不妨出動羅勒舒緩隔天的痛苦。

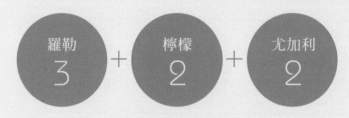

[加分精油 → 迷迭香 2]

乾杯時痛快，隔日宿醉卻超難受！羅勒是醒酒好幫手，新鮮的香草
味予人獨特的清爽感，能快速提振精神，對於酒後的頭暈、頭痛很
有幫助。搭配氣味清新宜人的檸檬、尤加利，緩解噁心反胃感。

NOTE　宿醉時可擴香、滴幾滴於熱水中深呼吸，或是滴在手帕上隨
時吸嗅。

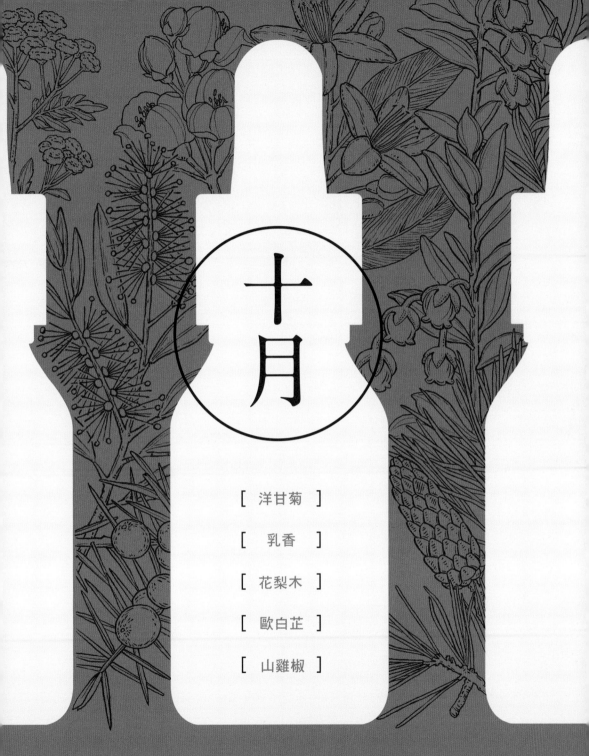

十月

[洋甘菊]

[乳香]

[花梨木]

[歐白芷]

[山雞椒]

October

| 節氣 | 寒露、霜降 | 星座 | 天蠍座 | 關鍵字 | 深秋的暖意、溫補、提振心情

適合搭配的精油

薰衣草 / 檀香
甜橙

洋甘菊精油

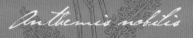

擁有蘋果蜜般香甜濃郁的氣味，能帶來精神上的放鬆與幸福感。洋甘菊是民間療法常見的草藥之一，歷史悠久，在古埃及和古歐洲都有使用紀錄，可處理失眠、焦慮、感冒發燒和腸胃不適。由於擁有獨特的藍色成分母菊天藍烴，針對消炎、抗敏有獨特功效。

身心靈功效

★ 以出色的鎮靜和放鬆效果而聞名，可促進深度睡眠。

★ 用於皮膚保養，可減少紅腫、舒緩乾燥和敏感。

★ 強效消炎和止痛特性，可以減輕肌肉疼痛、頭痛和經痛。

★ 緩解消化問題，如胃痙攣、消化不良和腸胃脹氣。

★ 可以用於舒緩頭皮刺激，改善頭髮健康。

洋甘菊精油 FAQ

萃取部位	花朵。
種類	主要有德國洋甘菊（Matricaria chamomilla）與羅馬洋甘菊兩種。德國洋甘菊的香味偏向潮濕藥草味，羅馬洋甘菊則擁有更強烈的蘋果香。書中使用的配方，以羅馬洋甘菊為主。
辨識品質	由於母菊天藍烴的影響，羅馬洋甘菊可能為黃、黃綠至藍色，德國洋甘菊為藍色。天然精油若見光或滴在紙上，藍色約三天就會消失。
使用禁忌	洋甘菊屬於低刺激的精油，使用上禁忌較少。若為懷孕初期兩個月內，應在與醫師溝通後謹慎使用。
保存期限	2-3年，如能保存得宜可以存放更久。因母菊天藍烴對光照與揮發敏感，保存時需注意。若藍色褪去，抗敏成分與功效可能打折。

10 月 1 日 /

275

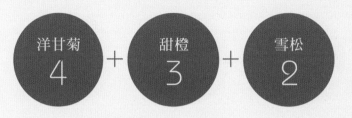

[加分精油 → 檜木 2]

洋甘菊是非常適合長輩的精油，能安撫莫名不安或焦慮的情緒，並打造幸福愉快的氛圍。搭配充滿陽光的甜橙，以及擁有甜美木香、能帶來強大身心平靜感的雪松。香甜氣味中帶著穩定，適合用於空間擴香。

幸福銀髮時光

洋甘菊能帶來心靈上的支持，讓爸媽家中洋溢放鬆的香氣。

10 月 2 日 /

276

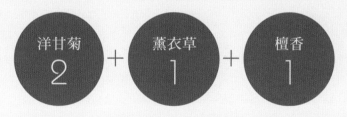

[加分精油 → 花梨木 1]

在家就能自製專櫃級保養品！母菊天藍烴是天然的抗組織胺，能安撫發癢、紅腫等過敏反應，還有助於保濕鎖水，是各大品牌護膚產品中常見的成分。搭配溫和又安撫的薰衣草，以及有助於肌膚修復與保濕的檀香。

(NOTE) 以 3% 濃度調和甜杏仁油，取代精華液按摩臉部。

敏感肌首選

純天然的醫藥級抗敏成分，安撫肌膚的過敏與不適。

洋甘菊精油

| 精油配方 366 |

277

乾淨日常香

溫暖之中帶著清潔感，
送給心愛男友的平日香氛。

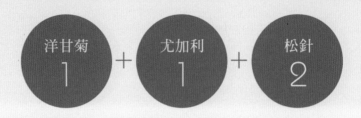

[加分精油 → 檀香 1]

以幾款能帶來清爽與潔淨感受的精油，調製而成的精油香水配方。
洋甘菊雖然為花朵類精油，卻同時擁有草香，暖而不膩，搭配香氣
爽快俐落的尤加利，和男性香水中的常客松針。

(NOTE) 以 5-10 倍的 95% 酒精稀釋，放置 2 天以上即可使用。

278

溫和助眠

安撫過度緊繃的神經，
讓身心恢復到自然放鬆的狀態。

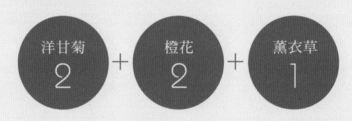

[加分精油 → 佛手柑 1]

應該有不少人聽說過洋甘菊茶有助於放鬆，洋甘菊精油也有同樣的
效果。搭配同樣擅長傳遞幸福感的橙花，以及放鬆安撫的薰衣草，
讓層層香氣釋放隱藏在身體深處的壓力。這個配方無論擴香、按摩
或泡澡，都有助改善睡眠品質喔。

10 月 5 日／

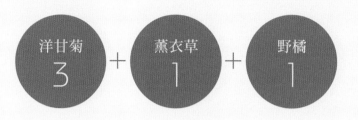

[加分精油 → 安息香 1]

輕柔的嬰兒按摩

用雙手傳遞愛，
幫助寶寶適應新世界。

質地溫和的洋甘菊是嬰幼兒用油首選，甜甜的蘋果香，寶寶們的接受度也很高。搭配野橘有助建立安全感，薰衣草則能帶來放鬆與安心。調成按摩油後替寶寶溫柔按摩身體或輕輕搓揉四肢。

NOTE 以 1% 濃度調和甜杏仁油。

---

10 月 6 日／

[加分精油 → 薰衣草 2]

告別異位性皮膚炎

有助於止癢的三款精油，
緩解異位性皮膚炎的不適。

洋甘菊精油舒緩皮膚的特性，對於異位性皮膚炎也很有幫助，除了抗發炎，也能減輕搔癢感並幫助肌膚保濕。搭配同樣能止癢抗敏的廣藿香，薄荷則能帶來清涼和鎮靜效果，緩解不適。

NOTE 以 5% 濃度調和甜杏仁油後塗抹患處。

洋甘菊精油

281

啟動副交感

沒有明確原因的神經痛，有可能是來自於心理上的壓力。

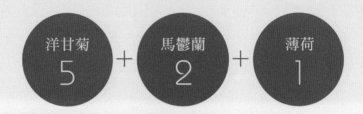

洋甘菊 5 ＋ 馬鬱蘭 2 ＋ 薄荷 1

[加分精油 → 冷杉 1]

洋甘菊擁有鎮靜、抗痙攣的特性，能幫助神經系統恢復平衡，讓有助於放鬆、休息的副交感神經發揮作用。搭配紓解肌肉痙攣、促進循環系統的馬鬱蘭，以及減少疼痛感的薄荷。生理痛或緊張導致的胃痛都試用。

(NOTE) 以 5% 濃度調和基底油後按摩。

◆ 十月精油關鍵字

十月時節已進入深秋，除了要特別注重保暖，也是適合療癒內心創傷、同時觀照自己情緒的時刻。以幾款由外到內、帶來不同層次滋養的精油，照顧好自己，迎接冬天的到來。

洋甘菊：舒敏
乳香：癒合
花梨木：靈感
歐白芷：補氣
山雞椒：安適

乳香精油

Boswellia carterii

將生長在沙漠地區的乳香樹割開後，會流出乳香精油原料的樹脂，又被稱為「神的眼淚」。它是古埃及的神殿與陵墓中飄散的焚香，東方三博士送給新生耶穌的珍貴禮物，從羅馬帝國到印度，均被廣泛被用於宗教與療癒儀式上。

身心靈功效

★ 對於乾燥、老化或受損皮膚有滋潤和修護作用。

★ 與神聖力量連結，提升靈性意識，恢復內在平靜。

★ 鎮靜、放鬆，減輕焦慮和壓力。

★ 改善呼吸系統健康，緩解咳嗽、感冒和支氣管炎等症狀。

★ 具抗菌和抗發炎特性，有助於增強免疫力。

乳香精油 FAQ

萃取部位	樹脂。
種類	產地包含阿拉伯半島的阿曼、葉門，東非的索馬利亞、衣索比亞、蘇丹，印度、中國等。因品種、風土和提煉法不同，各有特色。
辨識品質	呈淡黃色，香甜的樹脂香氣中，略帶果香或檸檬香。
使用禁忌	目前並無具體案例禁用，懷孕除非特別需要安胎，可以在與醫師溝通後謹慎使用。
保存期限	超過3年，如能保存得宜可存放更久。精油會隨著時間而越發香甜，刺激性也隨之降低。

282

寒露暖身

充滿陽光氣息的精油組合，
為漸漸變涼的日子帶來暖意。

10 月 8 日／

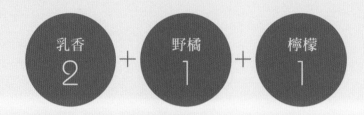

乳香 2 ＋ 野橘 1 ＋ 檸檬 1

[*加分精油 → 沒藥 1*]

寒露代表天氣轉冷，要特別注意腹部、背部與頭腳的保暖。乳香具備溫暖和煦的陽性能量，可以促進氣血循環、滋養臟腑，是寒露用油首選。搭配富含單帖烯的野橘、檸檬，補氣之外也能強化身體抵抗力。

(NOTE) 以 5% 濃度調和基底油後按摩全身，尤其加強腹部。

283

靈魂原鄉

令人平靜的療癒氣息，
洗滌一切負面能量與傷痛。

10 月 9 日／

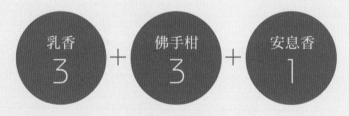

乳香 3 ＋ 佛手柑 3 ＋ 安息香 1

[*加分精油 → 薰衣草 2*]

乳香在中外歷史上與宗教儀式密不可分，氣味能直抵心靈深處，可說是最具神性的香氣之一。搭配同樣來自樹脂、香氣更甜美可人的安息香。這兩款精油都很適合與柑橘類精油做搭配，加上佛手柑清新的香氣，讓心中的創傷得以癒合。

10 月 10 日／

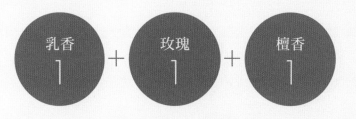

乳香 1 ＋ 玫瑰 1 ＋ 檀香 1

[*加分精油 → 依蘭 1*]

乳香有著溫醇厚實的獨特樹脂香氣，空靈中帶著甜美，搭配香氣醉人的玫瑰，以及有著濃郁木質香調的檀香，整體配方在華麗感中，還充滿層次與變化。就用這款完美配方擴香，慶祝這十全十美的一天吧。

284

十全十美

雙十節的這天，用香氣收穫別無所求的滿足。

---

10 月 11 日／

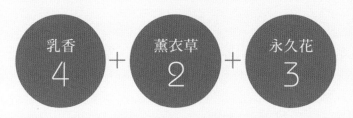

乳香 4 ＋ 薰衣草 2 ＋ 永久花 3

[*加分精油 → 玫瑰 2*]

現代研究發現，乳香在抗老保養上表現優異，不僅能讓細胞新生，還能軟化肌膚、撫平細紋，讓妳一天比一天天活得更漂亮。搭配同樣為保養界明星的永久花，以及能舒緩、保濕的薰衣草。

(NOTE) 以 3% 濃度調和甜杏仁油，取代精華液按摩臉部。

285

千年保養秘方

古埃及人已經知道用乳香製作面膜，讓肌膚常保青春美麗。

286

香氣順產

讓緊張的心情恢復平靜外，
還能減輕疼痛。

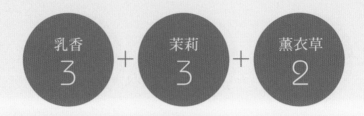

乳香 3 ＋ 茉莉 3 ＋ 薰衣草 2

[*加分精油 → 甜橙 2*]

乳香的香氣能讓人從慌亂中恢復鎮定，目前也有研究發現它可以顯
著減輕分娩時的疼痛，且對宮縮等生理狀態不會有負面影響。茉莉
同樣被認為有助於分娩，搭配薰衣草降低疼痛強度，達到放鬆、安
撫和鎮靜的效果。

NOTE　調好後滴於孕婦衣領或於待產時擴香，也可以 1% 濃度調和
甜杏仁油後按摩下背部。

287

深度靜心

在香氣輔助下覺察自我，
找到真正的寧靜。

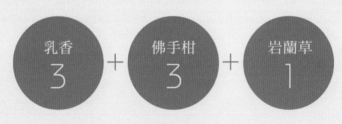

乳香 3 ＋ 佛手柑 3 ＋ 岩蘭草 1

[*加分精油 → 茉莉 1*]

乳香的氣味輕盈溫暖，能為精神世界帶來強大的輔助。搭配愉悅輕
快的佛手柑，以及深厚沉穩、帶來豐沛大地能量的岩蘭草。以此配
方擴香，搭配靜坐或冥想，有助於專注心神，更容易建立身心之間
的連結。

▮ 花梨木精油 ▮

Aniba rosaeodora

花梨木有著優雅的木紋和獨特香氣，曾是過去常見的家具或建材。它的英文別名是「玫瑰木」，因為香氣中帶著花香，還有木心獨特的玫瑰色。因為過度砍伐，野生玫瑰木已相當罕見，精油使用的原料主要來自有計劃復育與栽種的巴西。

身心靈功效

★ 溫暖的香氣有助穩定心情，有全面性的平衡效果。

★ 激勵免疫系統，提高身體對抗感染和疾病的能力。

★ 調整時差造成的不適感。

★ 抗衰老和護膚特性，有助於減少皺紋和其他老化跡象。

★ 強效的抗菌和抗真菌特性，可用來治療和預防皮膚感染。

花梨木精油 FAQ

萃取部位	木心、枝葉。
辨識品質	呈淡黃色，香氣上富變化，能同時聞到花香、果香和木質香氣。黏稠度為中等。
使用禁忌	懷孕初期兩個月內，應在與醫師溝通後謹慎使用。癲癇患者、蠶豆症患者應避免使用。嬰幼兒僅以擴香，並保持一公尺外距離使用。
保存期限	2-3年，如能保存得宜可以存放更久。

288

微醺香氛

能搭配紅白酒的擴香配方，
讓兩人時光更加浪漫。

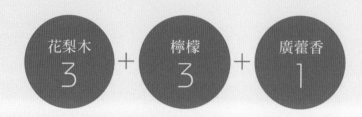

花梨木 3 + 檸檬 3 + 廣藿香 1

[加分精油 → 苦橙葉 2]

10月14日是葡萄酒情人節，嘗試看看以香氛佐酒吧！花梨木帶有
玫瑰香的木味，就像被紅酒浸潤過的軟木塞。搭配清新明亮的檸檬
果香作前調，擁有深邃土壤與草葉氣息的廣藿香，讓整體香氣更加
圓潤而延展。

289

療癒洗手時光

將精油加入無香精洗手乳，
氣味芬芳，也能徹底消毒。

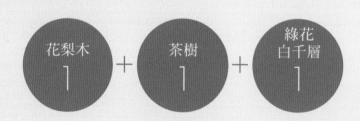

花梨木 1 + 茶樹 1 + 綠花白千層 1

[加分精油 → 薰衣草 1]

有實驗發現以茶樹精油洗手後，細菌數縮減為千分之一，可見精油
除了香氛，還有殺菌的功效。綠花白千層的氣味清涼，花梨木的香
氣能讓人身心放鬆，兩者都對皮膚很溫和，同時具消毒的效果。

NOTE 在 250ml 無香精洗手乳中加入 30-40 滴精油，即為自製的精
油洗手乳。

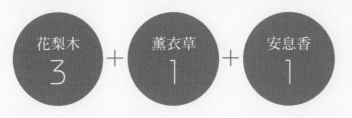

10 月 16 日 /

290

溫柔又令人感到安心的香氣，廣受各年齡層歡迎。

親切甜美的形象

[*加分精油 → 天竺葵 1*]

天然的花梨木，擁有玫瑰花香、果香、木質香等複雜的變化，與其它精油的契合度也高，很適合做成精油香水。這款配方初聞有著如水果酒般的清香酸甜，中調為溫柔平衡的薰衣草，最後由安息香的溫暖甜香和花梨木的木質尾韻最收尾。

NOTE 將精油加入 3-5 倍的 95% 酒精或香水酒精，即為精油香水。

---

10 月 17 日 /

291

用精油調整生理時鐘，就算時差也能安穩休息。

長途旅行也不怕

[*加分精油 → 檸檬 1*]

花梨木很適合帶出門旅行，除了能讓你在陌生的居住地保持心安，也很擅於處理長時間飛行所帶來的時差之苦。搭配氣氛開朗愉快的葡萄柚，和有助於提神和振奮的薄荷，讓你在感受到支持的同時，調節自身狀態，恢復能量與活力。

花梨木精油

| 精油配方 366 |

292

恢復元氣

深度滋養身心的配方，尤其適合身體虛弱時使用。

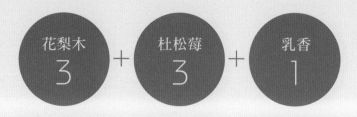

花梨木 3 + 杜松莓 3 + 乳香 1

[*加分精油 → 迷迭香 1*]

花梨木是提升免疫系統的重要滋補用油，加上撫慰特性，任何需要舒緩、放鬆、修復時都可以很適合使用。搭配清新甜美的杜松莓，除了增強活力還能促進循環。乳香則更加強這款配方淨化與修復的能量。

NOTE　以 5% 濃度調和基底油後按摩脊椎兩側。

293

靈光乍現

在心情溫暖、內在寧靜時，靈感也更容易翩然降臨。

花梨木 2 + 葡萄柚 2 + 依蘭 1

[*加分精油 → 檸檬香茅 1*]

氣味靈活多變的花梨木，可以快速轉化空間氛圍，消除焦慮外，也讓思緒更活躍。搭配香氣活潑的葡萄柚激發創意，充滿異國情調的依蘭則能讓心情更放鬆，也更容易開展想像力。

┃ 歐白芷精油 ┃

Angelica archangelica

也稱為天使草、聖靈之根。根據傳說,曾有位天使在瘟疫期間告訴人類,歐白芷可以用來治療疾病並提供保護,也是歐洲修道院花園中常見的植物。歐白芷與中醫藥常用的當歸為同屬不同種,兩者具有相似的氣味、成分與屬性,也有補氣的功效。

身心靈功效

★ 補氣。高比例的單萜烯可帶動氣血循環,安撫神經系統。

★ 具解毒和淨化效果,可幫助排出體內的毒素。

★ 有促進消化的特性,能緩解消化不良、脹氣等問題。

★ 消減過多的思慮與不安,帶來心理安全感進而助眠。

★ 提高身體對抗感染和疾病的能力。

歐白芷精油 FAQ

萃取部位	根。
種類	有從根部與種子萃取兩種。氣味與功效有差異,一般以歐白芷根較為泛用。
辨識品質	香氣特殊,近似當歸,不過多了一些辛辣與草味。色澤從淺黃到偏棕色均有。
使用禁忌	因屬於有強烈藥性的精油,故使用時務必謹慎,特別是懷孕初期兩個月,以及有嬰幼兒,應在與醫師溝通後謹慎使用。具光敏性,白天使用需做好防曬。
保存期限	2-3年,如保存得宜可以存放更久。

294

大天使的保護

在大天使麥可的羽翼下，一整天都神采奕奕。

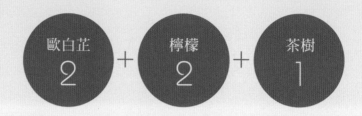

歐白芷 2 + 檸檬 2 + 茶樹 1

[*加分精油 → 薰衣草 1*]

歐白芷濃鬱的藥草香中帶著芬芳，能帶來強大的內在支持，尤其在感覺身體虛弱或情緒低落時，感受更加明顯。搭配能提振身心的檸檬，以及強化免疫、帶來活力的茶樹，能讓人擺脫疲憊與灰暗，身心充電。

295

告別氣虛型失眠

讓身心同時感到溫暖與撫慰，一夜好眠到天明。

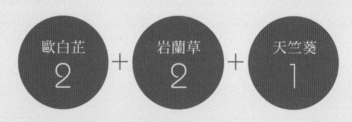

歐白芷 2 + 岩蘭草 2 + 天竺葵 1

[*加分精油 → 乳香 1*]

失眠的原因很多，長期循環不佳、氣血不足，也會導致無法睡好；尤其容易發生在年長者身上。歐白芷可以補足元氣，搭配同樣擁有藥草氣味、能補氣安眠的岩蘭草，以及有助於身心平衡的天竺葵。

NOTE 睡前擴香，或以 5% 濃度調和基底油後按摩背部。

10 月 22 日 /

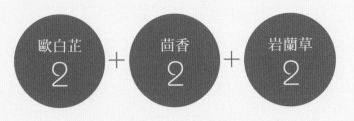

[加分精油 → 快樂鼠尾草 1]

調節內分泌系統，
讓生理期平順更舒適。

歐白芷在芳療中被廣泛用於婦科，有助於改善月經量少、閉經，能促進女性生殖系統的正常運作。茴香能促進雌激素的活性，搭配能調節分泌與生殖系統的岩蘭草。

NOTE 以 5% 濃度調和基底油後塗抹小腹搭配熱敷。

10 月 23 日 /

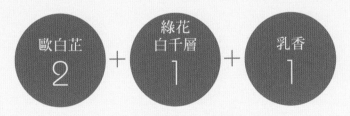

[加分精油 → 尤加利 1]

淨化鼻腔、強化免疫屏障，
感冒流感不上門。

霜降象徵著氣候入冬，天氣轉冷，也是呼吸道疾病的好發期。歐白芷有抗感染和滋補的特性，能排出身體毒素、強化免疫系統，是霜降首選用油。搭配能淨化並舒緩呼吸道不適的綠花白千層，以及能支援免疫和加深呼吸的乳香，守護呼吸道系統。

298

神秘的天蠍

化身為敏銳、熱情，
敢愛敢恨的洞察家。

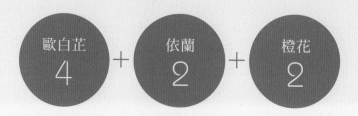

歐白芷 4 ＋ 依蘭 2 ＋ 橙花 2

[加分精油 → 玫瑰 1]

充滿神秘感與魅力的天蠍座，與歐白芷堅毅、勇敢又充滿深度的香氣最為相襯。依蘭為配方帶來馥郁迷人的異國花香，搭配香氣更為甜美輕柔的橙花，軟化天蠍強烈的個性與情感表現，讓隱藏在內心最深處的溫柔得以綻放。

299

迎向明日的光亮

香氣中有森林、有大地，
還有對未來的希望與憧憬。

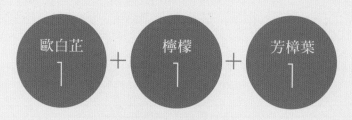

歐白芷 1 ＋ 檸檬 1 ＋ 芳樟葉 1

[加分精油 → 佛手柑 1]

10 月 25 日是台灣光復節。歐白芷有著野性不失溫暖的香氣，檸檬則帶來清新的希望。芳樟葉是你我熟悉的台灣味，融合後的香氣更加立體而豐富。在這天遙想前人對土地的殷殷盼望。

NOTE 睡前擴香，或以 5% 濃度調和基底油後按摩背部。

❘ 山雞椒精油 ❘

Litsea cubeba

你或許會覺得山雞椒精油的氣味很熟悉，因為山雞椒就是原住民時常使用的香料馬告。由於含有高比例的檸檬醛，山雞椒有著清新檸檬香，混合柑橘和辛辣的氣息，被稱為東方檸檬馬鞭草。入菜除了增添料理風味，也有幫助消化、清爽解膩的功效。

身心靈功效

★ 溫暖腸胃，也可以幫助改善消化相關問題。

★ 清新的香氣可幫助提振鬱悶的心情，帶來活力。

★ 舒緩肌肉和關節不適，尤其適用於運動後的疲勞。

★ 抗菌和消炎，能改善皮膚瑕疵和保持皮膚健康。

★ 具有催乳以及抗發炎效果，產婦使用有助於母乳分泌。

山雞椒精油 FAQ

萃取部位	果實。
種類	山雞椒原產於中國南部、台灣、印度尼西亞等地區，精油主要來自越南、中國、台灣、馬來西亞等地，均有相似的香味與成分。
辨識品質	呈淡黃色，香氣清新。黏稠度為中等。
使用禁忌	懷孕期間的女性應避免使用。患有蠶豆症或其他重大健康問題者，請諮詢醫生後使用。對寵物可能有毒性，不建議直接使用或讓寵物接觸。護膚或按摩時，建議將山雞椒精油稀釋至1%或更低濃度。
保存期限	2-3年。過期的精油可能會失去香味和效用，不建議繼續使用。

300

消化好助手

輕鬆緩解消化不適，盡興享用眼前的美食。

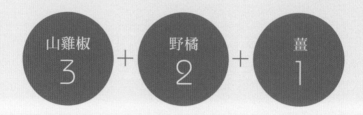

山雞椒 3 + 野橘 2 + 薑 1

[*加分精油 → 甜橙 1*]

山雞椒對於消化系統有不少助益，除了促進食慾，還能消化。野橘的氣味香甜開胃，也能平衡胃酸，薑則有抗炎和鎮痛的效果，溫暖的特質，也可以緩解胃部不適。

NOTE 以 5% 濃度調和基底油後按摩腹部。

301

暢快呼吸

淨化空氣的清新配方，殺菌消毒外，讓呼吸更自在。

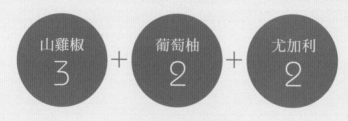

山雞椒 3 + 葡萄柚 2 + 尤加利 2

[*加分精油 → 檸檬 1*]

山雞椒的氣味揉和了檸檬香、淡淡花香和些許香料的辛辣感，普遍接受度很高，亦有實驗證實，山雞椒對黴菌生成有顯著抑制效果，同時也有抗菌、防蟲效果。葡萄柚清新明亮的果香能中和異味，加入尤加利的氣味爽利，更加強抗菌、防蟎的效果。

10 月 28 日 /

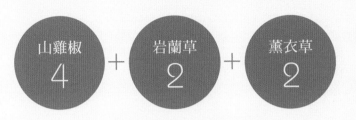

302

陽光普照

用山雞椒趕走情緒陰霾，
為心靈帶來一片暖陽。

[*加分精油 → 天竺葵 1*]

感到鬱悶或焦慮時，山雞椒明亮、活潑又爽快的香氣，能毫不猶豫
地照亮內心的陰暗角落，帶來樂觀與活力。岩蘭草醇厚的大地香，
對中樞神經系統有平衡作用，能讓情緒恢復平穩，搭配有安撫效果
的薰衣草，整體氣味更甜美。

10 月 29 日 /

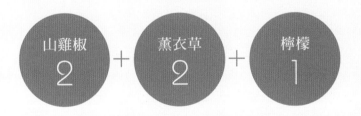

303

以油養膚

適合油性肌膚的自製面油配方，
鎮定舒緩外也能保住肌膚水分。

[*加分精油 → 乳香 1*]

山雞椒有抗菌、抗炎和收斂的特性，對皮膚保養有不少好處，油性
肌膚特別是受痘痘、痤瘡困擾者，用了一定有感！搭配薰衣草，對
於受刺激後的皮膚有舒緩效果，也能平衡肌膚油脂。檸檬有收斂作
用，有助於收縮毛孔並提升皮膚細緻度。

NOTE 以 3% 濃度調和葡萄籽油，取代精華液按摩臉部。

304

10 月 30 日 /

隨遇而安

身處變化與無常中，
以香氣養心觀自在。

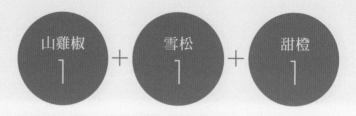

山雞椒 1 + 雪松 1 + 甜橙 1

[*加分精油 → 香蜂草 1*]

香通身體，也通天地，山雞椒來自大自然深處那一抹溫暖的辣香，
具有很強的穿透力，能帶領心靈超脫平凡的無力感。屹立於天地間
的雪松，喜陽耐陰的特性帶來原始的智慧。甜橙的香氣溫暖圓潤，
使人體會到生命中的陽光。

305

10 月 31 日 /

溫暖萬聖夜

在冷冷的深秋，
讓回憶繽紛湧入。

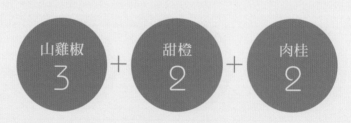

山雞椒 3 + 甜橙 2 + 肉桂 2

[*加分精油 → 乳香 2*]

10 月 31 日是萬聖節，這原本是凱爾特人的傳統節日，他們認為這
天死者的靈魂會回到世間，因此要戴上面具，嚇走邪惡的鬼魂。不
妨用香氣增添一些萬聖氣氛，山雞椒的檸檬香融合肉桂的溫暖甜
意，加上甜橙讓整體香氣更豐盛，彷彿來到溫暖芬芳的冬日廚房。

(NOTE) 睡前擴香，或以 5% 濃度調和基底油後按摩背部。

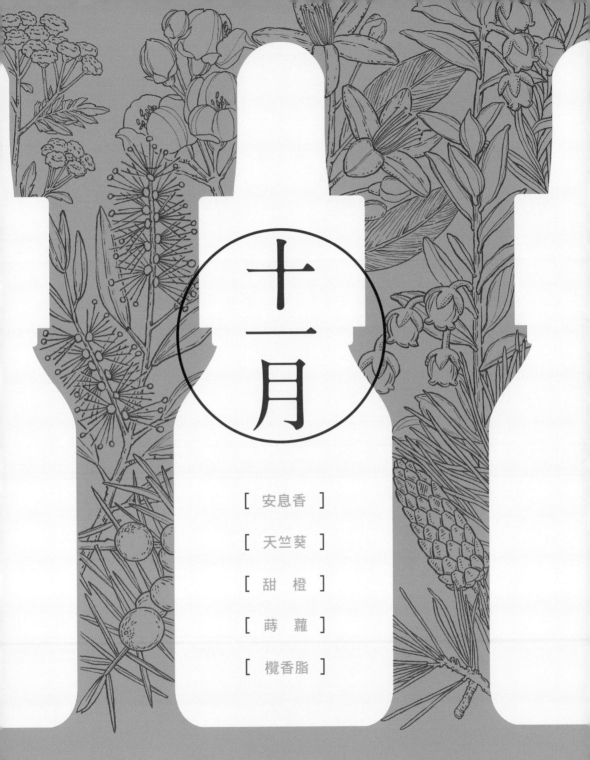

十一月

[安息香]

[天竺葵]

[甜　橙]

[蒔　蘿]

[欖香脂]

November

| 節氣 | 立冬、小雪 | 星座 | 射手座 | 關鍵字 | 內在支持、自我照護、心情安定 |

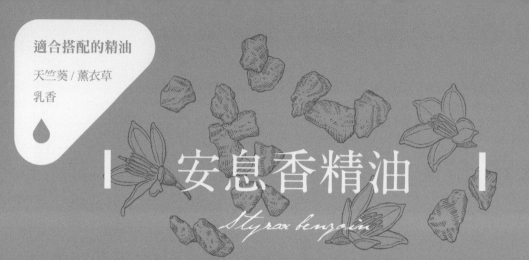

安息香精油
Styrax benzoin

在古代中國由安息國（現在的伊朗一帶）運送而來，因此得名。除了用作焚香靜心，安息香也出現在中醫典籍中，有安神、辟邪、幫助傷口癒合等特性。它濃厚而香甜的氣息，會令人聯想到香草或糖果，在現代也常作為香水定香用的後味。若用於擴香只需兩三滴，香氣就可持續超過三天。

身心靈功效

★ 鎮靜和放鬆的特性，能減輕焦慮與壓力，幫助入眠。

★ 帶來深度滋潤與修護，適合乾性皮膚或髮質。

★ 舒緩乾燥、發炎、發癢和敏感，促進肌膚細胞再生。

★ 舒緩呼吸道不適、咳嗽和感冒症狀，促進深層呼吸。

★ 增加安全感，並帶來內在的平靜與支持。

安息香精油 FAQ

萃取部位	樹脂。
種類	主要用於芳療的有蘇門答臘安息香和越南安息香（Styrax tonkinensis）兩種，產地包含印尼、泰國和越南等地，在香氣和功效上差異不大。
辨識品質	呈黃褐色或深棕色，狀態黏稠。
使用禁忌	懷孕應諮詢醫師意見是否可接觸精油。避免直接接觸或使用於寵物身上。家中如有嬰幼兒，擴香請保持一公尺以外的距離。
保存期限	安息香屬於樹脂類精油，若保存得宜則不受保存期限限制，存放越久會越香甜，但也會更黏稠。

11月1日/

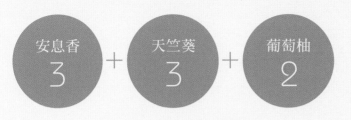

來自植物的擁抱

讓安息香的溫暖甜香，
撫慰每一個孤獨哀傷的靈魂。

[加分精油 → 苦橙葉 2]

這個配方能帶來平衡、安定的感受。安息香能帶來心靈上的支持，
讓低落或焦慮的心情，恢復到放鬆平靜的狀態。天竺葵的甜美香氣
讓情緒與整體狀態更穩定，清新的葡萄柚，則使得整體香氣更加開
朗而明亮。

11月2日/

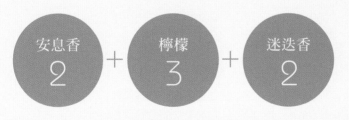

今天的日出

萬物甦醒之際，
感受清晨舒爽的微風輕拂。

[加分精油 → 薄荷 1]

想像精神飽滿地醒來，看著太陽逐漸升起，新的一天即將展開。這
個充滿活力的配方，聞起來令人神清氣爽，以清香又快樂的檸檬搭
配甜蜜的安息香，草本氣息的迷迭香則讓你更加專注且思慮清晰。

308

鋼絲頭救星

讓乾燥、偏硬愛亂翹的髮絲，恢復光采與潤澤。

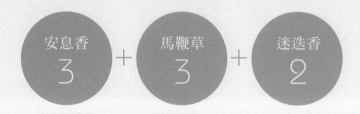

安息香 3 ＋ 馬鞭草 3 ＋ 迷迭香 2

[加分精油 → 薰衣草 2]

安息香深度滋潤的特質，不論頭髮或肌膚都適用。搭配馬鞭草能增加頭髮光澤度，修護乾燥髮尾。迷迭香則能促進頭皮血液循環、促進頭髮健康，並防止頭皮屑上門。

> NOTE 將平時洗髮用量的洗髮精擠出後，滴入 5-10 滴的配方，攪拌均勻即可。洗好可待 5 分鐘後再沖洗。

309

與自己獨處

在安息香的轉化下，享受安穩自在的個人時光。

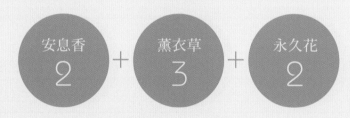

安息香 2 ＋ 薰衣草 3 ＋ 永久花 2

[加分精油 → 松針 3]

在總是忙得團團轉的生活中，別忘了留一點時間，和自己好好相處。安息香的陪伴能減輕壓力和焦慮，搭配溫和放鬆的薰衣草，以及擅長化解內心淤滯的永久花。這個配方也很適合於靜心或冥想時使用。

11 月 5 日 /

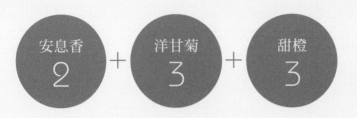

安息香 2 + 洋甘菊 3 + 甜橙 3

[加分精油 → 乳香 2]

安息香、洋甘菊和甜橙的氣味都很好聞，結合在一起就是一款香甜
討喜的配方，同時也都有助於穩定情緒和放鬆心情，能緩解緊張或
不安。讓寶寶在香氣中得到安撫，恢復平靜。

NOTE 保持一公尺外距離的擴香為主，切忌按摩或直接接觸塗抹。

---

11 月 6 日 /

安息香 2 + 茉莉 2 + 苦橙葉 3

[加分精油 → 香蜂草 1]

安息香、茉莉和苦橙葉都有強力的鎮靜效果，除了讓人卸下時時刻
刻背負的重擔，也能安撫並放鬆神經、緩解壓力造成的頭痛或腹
痛，並深入療癒內心自覺不完美的感受。可用於按摩或擴香。

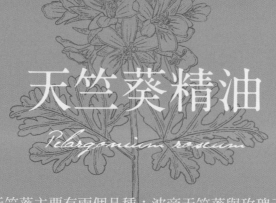

天竺葵精油

Pelargonium roseum

用於芳療的天竺葵主要有兩個品種：波旁天竺葵與玫瑰天竺葵，其中玫瑰天竺葵由於香氣和玫瑰相似，價格卻平實許多，又被稱為「窮人的玫瑰」。天竺葵是女性經典的用油，香氣溫暖甜美，對婦科調理、護膚、消水腫和身心平衡多有助益。植物原生於非洲南部，現在也是歐洲常見的庭園花卉之一。

身心靈功效

★ 調節女性荷爾蒙，有助緩解月經和更年期不適。

★ 促進血液循環，改善循環系統功能，緩解水腫。

★ 平衡和調節皮膚油脂分泌，修復面皰與暗瘡。

★ 平衡情緒、放鬆心情、改善睡眠品質。

★ 抗菌、抗真菌，可用於治療皮膚感染。

天竺葵精油 FAQ

萃取部位	葉片。
種類	波旁天竺葵草香較重，玫瑰天竺葵則多了花香，香氣更溫柔。兩者在用途上差異不大，建議可使用玫瑰天竺葵。
辨識品質	波旁天竺葵偏黃至土黃色，玫瑰天竺葵精油則呈黃綠色，香味帶有明顯的花朵粉香。
使用禁忌	懷孕應諮詢醫師意見。避免直接接觸或使用於寵物身上。家中如有嬰幼兒，擴香請保持一公尺以外的距離。
保存期限	3年以內，若保存得宜可存放更久，但是若發現變色、氣味改變或變質就不得使用。

11月7日／

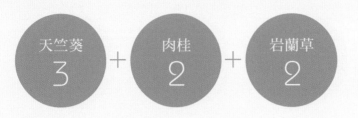

[加分精油 → 甜橙 3]

花香中帶著溫暖，
適合深秋的女性香水。

以天竺葵作為主要的香調，綻放出帶著草香的溫暖花香，肉桂的香氣帶來親切感，並延長花香中的暖意，岩蘭草則讓整體香氣更渾厚深邃。加分的甜橙讓香氣更甜美。

NOTE 以 5-10 倍的 95% 酒精稀釋，放置 2 天以上即可使用。

11月8日／

[加分精油 → 乳香 3]

溫補迎立冬

冬天正式到來，
以暖系精油按摩為身體進補。

立冬以後天氣轉冷，需要特別注重保暖。這是個能促進循環、養藏陽氣的配方，天竺葵能平衡能量與心情、改善血液循環，薰衣草能安撫天氣陰冷的低落情緒，檀香則有助於養氣與滋補。

NOTE 以 5% 調合基底油做全身按摩，也可用於擴香。

314

回歸自我

放下一切混亂，
先重新調整呼吸和心情吧。

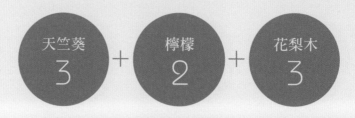

天竺葵 3 ＋ 檸檬 2 ＋ 花梨木 3

[加分精油 → 佛手柑 2]

天竺葵和花梨木，一個來自葉片、一個來自樹木，卻都有優雅獨特
的花香。搭配起來，在柔和花香中，有不同層次的底蘊，不但能幫
助放鬆心情，也帶來更穩定的支持。檸檬為配方增添活力與輕快
感。先好好深呼吸，再想想下一步該怎麼辦吧。

315

日常護髮香氛

天竺葵護髮不只增添花香，
更讓每一根髮絲輕輕柔柔。

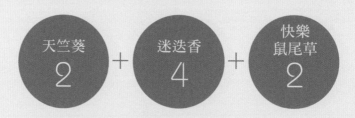

天竺葵 2 ＋ 迷迭香 4 ＋ 快樂鼠尾草 2

[加分精油 → 馬鞭草 2]

天竺葵用於頭髮不但香味迷人，也有潤髮、護理的功效，搭配知名
的護髮精油迷迭香，可以預防脫髮。並讓髮根清清爽爽，快樂鼠尾
草則能增強頭髮的健康與活力。

NOTE 將平時洗髮用量的洗髮精擠出後，滴入 5-10 滴的配方，攪拌
均勻即可。

平息購物慾

血拼之日最需要冷靜，
把卡刷爆前先平撫焦慮的心。

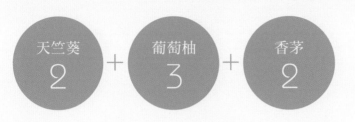

[加分精油 → 冷杉 3]

11月11日是雙十一購物節。在一片優惠下殺中，用精油提醒自己先暫停一下，看看是不是真的需要這麼多東西吧！天竺葵能舒緩內心難以平靜的焦慮感，葡萄柚明快的氣息讓人瞬間清醒，而香茅強烈的草香能幫助你快速轉換心情。

媽媽辛苦了

對女性生理有所助益的配方，
生理期或更年期都適用。

[加分精油 → 依蘭 3]

天竺葵有平衡女性荷爾蒙的作用，有助於緩解經前症候群症狀，如情緒波動、悶痛和水腫等。搭配有舒緩、鎮定性質的洋甘菊與沒藥，可以緩解經痛、活血通經，整體上也對情緒穩定有幫助。

NOTE 以 5% 濃度調和基底油，於經期十天前開始以肚臍為圓心，
順時針按摩下腹部。

318

玫瑰天堂

溫暖水流與花香，交織而成的芬芳夢境。

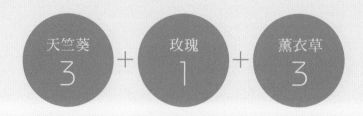

天竺葵 3 + 玫瑰 1 + 薰衣草 3

[加分精油 → 玫瑰草 3]

以擁有類似玫瑰成分、價格相對平實的天竺葵和玫瑰草，百搭薰衣草加上一滴玫瑰精油，就能擁有一整缸馥郁迷人、令人身心放鬆的幸福花香。此外還有護膚、保濕、促進循環等好處。

NOTE 將 3-5 滴精油加入一浴缸的水中即可享受精油浴。

319

秋意漸濃

在冷天中緊靠著彼此，感受體溫與愛意。

天竺葵 3 + 茉莉 2 + 葡萄柚 3

[加分精油 → 肉豆蔻 2]

這天是被稱為Orange Day的橙色情人節。以漫天楓紅中，與愛人相依偎的意象，發想出這個溫暖配方。溫暖的天竺葵與清新的葡萄柚，帶來輕鬆舒適的氛圍，茉莉則增添些許浪漫與柔情。

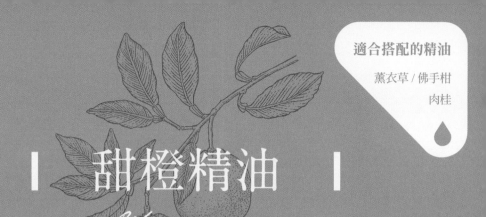

甜橙精油

Citrus sinensis

甜橙源於中國，早在唐朝就已出現在歷史記載中，目前主要產自美國佛羅里達、巴西和義大利等地，有著熟悉、甜美又清新的果香，很適合新手，同時也是接受度也非常高的一支精油。

身心靈功效

★ 提振低落的情緒，增加幸福感和愉悅感。

★ 促進消化系統運作，減少脹氣問題，刺激食慾。

★ 具有抗菌、抗氧化和抗炎作用，有助於增強免疫力。

★ 淨化與收斂皮膚，改善暗沉、增加皮膚光澤。

★ 轉化空間氣氛，帶來樂觀、正面的能量。

甜橙精油　FAQ

萃取部位	果皮。
種類	甜橙產地遍布全球，氣味有些許不同，功效則差異不大。同家族的還有血橙精油，果肉鮮紅，柑橘香氣更為醇厚，兩者用途相似。
辨識品質	橙色至黃色，清澈且黏稠度低。
使用禁忌	使用對象無限制。有光敏性，使用後務必確實做好物理防曬。
保存期限	2年內，過期香味會逐漸變淡，功效也會變差。請妥善保存於陰涼處並盡可能密封。

320

補班日加油

連上六天班的厭世日子，召喚甜橙幫你打打氣。

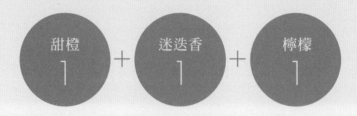

甜橙 1 + 迷迭香 1 + 檸檬 1

[加分精油 → 雪松 1]

甜橙是很適合在職場使用的精油，能為空間帶來積極愉快的氛圍。搭配能幫助集中精神的迷迭香，和提高注意力的檸檬，讓你在補班日也能快速進入工作狀況，提升工作效率。

321

重返童年

三款柑橘類精油的搭配，帶來小時候的單純快樂。

11 月 16 日 /

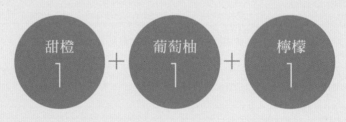

甜橙 1 + 葡萄柚 1 + 檸檬 1

[加分精油 → 安息香 1]

柑橘類精油有著香氣清新、充滿陽光感的共同特色，能驅趕成年後揮之不去的內心憂鬱與焦慮不安，帶來開心、愉快的純粹感受。在提振情緒之外，也能使人感覺更放鬆。加分的安息香則讓香氣更溫暖，充滿包容力。

11 月 17 日 /

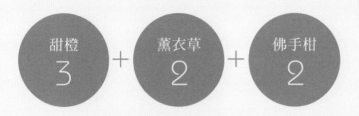

[加分精油 → 馬鬱蘭 3]

322 夢中的果園

如果聞著果香睡覺，
能不能在夢裡拜訪果園呢？

甜橙的豐盈甜美的果香，和薰衣草、佛手柑的花草香氣融合在一起，帶來寧靜放鬆的氛圍，香氣上也能安撫焦慮不安，紓解壓力。讓疲憊已久的心靈得到撫慰，緩步進入靜謐的夢境。

---

11 月 18 日 /

甜橙 1 + 肉桂 1 + 杜松莓 1

[加分精油 → 黑胡椒 1]

323 保持理想體態

讓消化和循環系統更順暢，
脂肪自然不堆積。

甜橙除了能幫助消化系統作用、促進腸胃蠕動，也有助於循環，搭配同樣有助於消化和循環的肉桂，以及能促進代謝與排毒、常用於消脂和消水腫的杜松莓。這款配方的香氣也溫暖迷人，特別適合天冷時使用。

NOTE 調配成 5% 按摩油，按摩腹部區域或消化不良部位。

324

安心伴孕

用精油打造安適的氛圍，陪伴準媽咪好好放鬆。

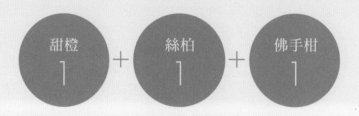

[*加分精油 → 雪松1*]

配方中的精油在懷孕期間均可安心使用。甜橙因為接受度高、能帶來好心情，非常適合作為孕期的居家香氛，讓這段期間的心情保持平穩。搭配同樣能安撫焦慮與抑鬱、有助於消除壓力的佛手柑，絲柏穩定的木質香氣，讓空間更顯得明亮寧靜。

325

幸福寶寶房

溫馨輕柔的香氣，陪伴寶寶安心成長。

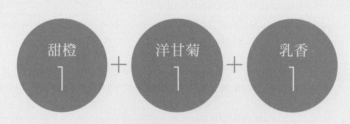

[*加分精油 → 薰衣草1*]

香氣活潑愉快的甜橙，加上寧靜放鬆的薰衣草，以及香氣溫暖的乳香。這款配方有助於安撫嬰幼兒情緒、減輕不安，並有助於入眠。可以觀察孩子使用前後的差異，作為配方調整的參考。

(NOTE) 保持一公尺外距離的擴香為主，切忌按摩或直接接觸塗抹。

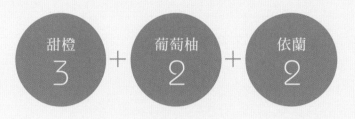

活潑開朗的射手

化身為自由、奔放、隨心所欲的冒險王。

[加分精油 → 天竺葵 3]

射手座的守護星為木星，總能保持樂觀積極的態度，不受拘束和限制。以甜橙搭配葡萄柚，帶來奔放、愉悅又充滿活力的果香，和樂天派的射手座完美呼應。而依蘭華麗的花香，象徵對生命與人群的滿滿熱情。

◆ 十一月精油關鍵字

天氣寒冷的十一月，用兩款香氣溫和又不到太過厚重的樹脂類精油：安息香和欖香脂做搭配。甜橙、天竺葵和蒔蘿均有助於心情愉悅和身心平衡，隨著白日漸短，轉入內在，好好照顧自己。

安息香：包容
天竺葵：溫暖
甜橙：活潑
蒔蘿：歐風
欖香脂：護膚

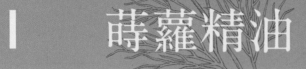

適合搭配的精油

迷迭香 / 茴香
薰衣草

蒔蘿精油

Anethum graveolens

人類使用和種植蒔蘿的歷史非常悠久。在羅馬帝國時期，蒔蘿被廣泛用於宴會料理以增添食欲，至今仍是海鮮、魚類料理中常使用的香料。它的英文名dill的字源，有「暫停、變得平緩」或「稍事休息」的涵義，是能處理腸胃問題和安撫幼兒的古老藥草。

身心靈功效

★ 處理消化不良和腸胃不適，促進消化系統正常運作。

★ 安撫驚嚇狀態、減少壓力，對孩童尤其有效。

★ 有助於利尿，排出體內毒素，對腎功能有所支持。

★ 放鬆心情、鎮靜舒緩，進而幫助睡眠。

★ 緩解經痛、痙攣和經前症候群症狀。

蒔蘿精油 FAQ

萃取部位 分為種籽、全株萃取兩種。

辨識品質 呈淡黃色至無色，香氣清新微甜，並帶有淡淡的辛香藥草味。黏稠度為中等。

使用禁忌 懷孕時應向相關人員告知，並遵守醫師意見謹慎使用。全株精油無對嬰幼兒或寵物有危害之案例，不過種籽萃取者酮類含量較高，孕婦及嬰幼兒須避免使用。

保存期限 2-3年。過期可能會失去香味和功效，最好在保存期限內使用完畢。

11 月 22 日 /

327

小雪宜養腎

許多更年期女性常腰痠背痛，都是腎虛的表徵。

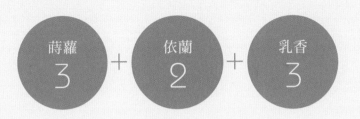

[*加分精油 → 玫瑰 2*]

隨著小雪氣候更冷，需注重養腎與保暖。蒔蘿可溫和滋補脾腎並平衡荷爾蒙，是小雪首選用油。搭配氣味馥郁溫暖的依蘭，有助於緩解焦慮和壓力。乳香的溫暖香氣則帶來心靈上的支持。

NOTE 依照以上比例調配成 5% 的按摩油，用於全身按摩。

11 月 23 日 /

328

田園風景散步

以香草類精油搭配果香，揮別灰暗濕冷的十一月天。

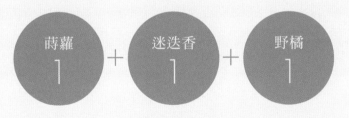

[*加分精油 → 香蜂草 1*]

蒔蘿淡雅的草本氣息，有種生機勃勃的古老野生感。搭配同樣常用於西式料理的迷迭香，以及明亮活潑、氣味香甜的可愛野橘。打造彷彿在歐洲鄉村恣意漫步般，清新又寧靜的戶外香氣。

329

秋日即景

梳理內心的鬱結與不安，享受涼爽舒適的秋天尾巴。

11 月 24 日 /

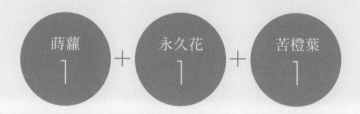

蒔蘿 1 + 永久花 1 + 苦橙葉 1

[*加分精油 → 花梨木 1*]

蒔蘿特殊的藥草香，能讓細膩敏感的心恢復平靜。永久花彷彿小小的太陽，療癒內心深處的傷。苦橙葉充滿穩定感的獨特香氣，溫柔安撫了說不出口的苦澀。用香氣療癒心靈，以明亮開朗的心情，迎接短暫而美好的秋天。

330

生理痛不怕

專為生理痛苦惱的女性設計，溫暖、放鬆又溫和的配方。

11 月 25 日 /

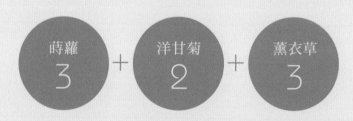

蒔蘿 3 + 洋甘菊 2 + 薰衣草 3

[*加分精油 → 天竺葵 2*]

蒔蘿具有鎮痛效果，對緊張性疼痛與肌肉痙攣有一定的緩解作用；洋甘菊廣泛用於安撫、舒緩疼痛和抗痙攣，薰衣草則有助於止痛與鎮靜。這款配方香氣宜人，同時也能放鬆心情。

(NOTE) 調成 5% 的按摩油，於下腹部按摩。

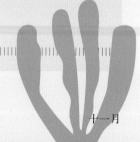

┃ 欖香脂精油 ┃

Canarium luzonicum

欖香脂和乳香、沒藥同屬於橄欖科，原產於菲律賓，當地原住民相信欖香脂能治療各種身體和精神疾病，在宗教儀式和慶典中，也會用來祈求神靈的保護與祝福。欖香脂在樹脂特有的甘甜中，還多了些柑橘和果乾氣息，是香氣較為活潑的樹脂類精油。

身心靈功效

★ 舒緩呼吸系統的不適，如咳嗽、感冒和支氣管炎。

★ 優異的皮膚修復能力，適合老化、疤痕肌膚使用。

★ 強效抗菌和抗炎特性，能防止感染擴散。

★ 具平靜和放鬆的效果，有助於減輕壓力、焦慮和疲勞。

★ 促進傷口癒合和止血，並減少發炎反應。

欖香脂精油 FAQ

萃取部位	樹脂。
種類	主要產地為菲律賓和印尼摩鹿加群島，也有來自澳洲、印度、南美、中美與非洲的欖香脂，均有相似的香味與成分。
辨識品質	呈淺黃至淡琥珀色，香味有清新柑橘和樹脂香氣。黏稠度應適中，不過稀或過於黏稠。
使用禁忌	沒有致敏或刺激的案例。如為懷孕初期，建議諮詢醫師意見後使用。家中如有嬰幼兒或寵物，請勿直接接觸，並保持一公尺外的擴香。
保存期限	3-5年，超過期限的精油會變得更黏稠，香味更為圓潤香甜，可擴香使用，但生理功效會減弱。

331

行囊裡的金創藥

早在歐洲中古世紀，欖香脂就是癒創藥膏的原料。

11 月 26 日 /

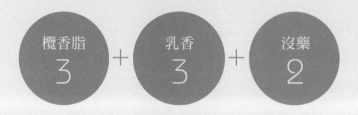

欖香脂 3 + 乳香 3 + 沒藥 2

[加分精油 → 茶樹 2]

這三種樹脂是東西方共通用於治傷藥膏中的材料，除了促進傷口癒合，也能消炎止痛。藥膏做法為將10ml複方精油加入30ml基底油之中。接著將5g蜂蠟隔水加熱融化後倒入前述精油配方，趁熱倒入口紅空管或小鋁罐、玻璃罐中，放冷至完全凝固即完成。

332

深層修復

在寒冷乾燥的季節，讓欖香脂帶來深度呵護。

11 月 27 日 /

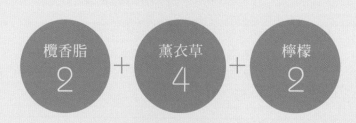

欖香脂 2 + 薰衣草 4 + 檸檬 2

[加分精油 → 安息香 2]

欖香脂具良好的保濕和修復效果，乾燥、敏感、紅腫或受損肌膚均適用，搭配能舒緩搔癢和敏感、也有助於保濕的薰衣草。檸檬有助於淡化黑斑和提亮膚色。這款配方除了香氣療癒又滋潤，也能淡化疤痕，並修復肌膚上因乾燥出現的細小傷口。

NOTE 以 5% 調合基底油做全身按摩。

11 月 28 日 /

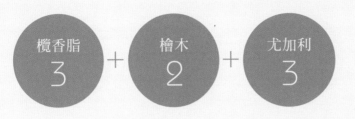

333

溫暖的心靈空間

為長輩設計的配方，
打造舒適而安心的居家氛圍。

[加分精油 → 薑 2]

欖香脂溫暖中帶著輕快的甘甜氣味，搭配有著濃厚木頭香氣的檜木，既有助於心靈上的支持，也能讓情緒更為穩定。香氣清新的尤加利能改善空氣品質，還有淨化空氣的作用。整體配方能幫助長輩呼吸順暢，精神也更健旺。

---

11 月 29 日 /

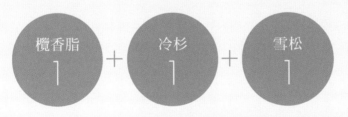

334

造訪秋日森林

沁涼中帶著落葉的甜味，
令人心情平靜。

[加分精油 → 杜松莓 1]

以欖香脂和暖不厚重的樹脂香，搭配清澈冷冽的冷杉，和氣味偏香甜的雪松，模擬出涼爽微甜的秋季森林氣息。這幾款精油的組合也能讓人思緒清明澄澈，放下多餘的焦慮與壓力。

成功之路

辦公桌的背景香氣，
輕鬆愉快地發揮創造力。

橄欖香脂
1

+

薄荷
1

+

迷迭香
1

[加分精油 → 葡萄柚 1]

迷迭香和薄荷都有提振和集中精神的效果，原本就是非常適合在工作場域使用的精油。加入橄欖香脂，能讓焦慮的心重拾穩定，能夠更能專注於目標之上。加分的葡萄柚則讓整體氣氛更歡快。

◆ 適合冷天保養乾燥肌膚的精油有哪些呢？

除了橄欖香脂，乳香精油能深層滋養並促進細胞再生，是乾燥肌膚的理想選擇。薰衣草精油能舒緩乾燥引起的癢感，讓肌膚更加柔嫩。玫瑰精油具高度保濕與抗氧化效果，特別適合改善乾燥與細紋。檀香精油則能提升肌膚彈性，深層滋養肌膚，為冬季保養加分。而沒藥精油可有效幫助改善乾燥、脫皮和裂紋等冬季皮膚常見問題。至於基底油，不妨選擇與皮膚天然油脂相近的荷荷巴油，提供長效保濕，乾燥、敏感肌膚都適用。

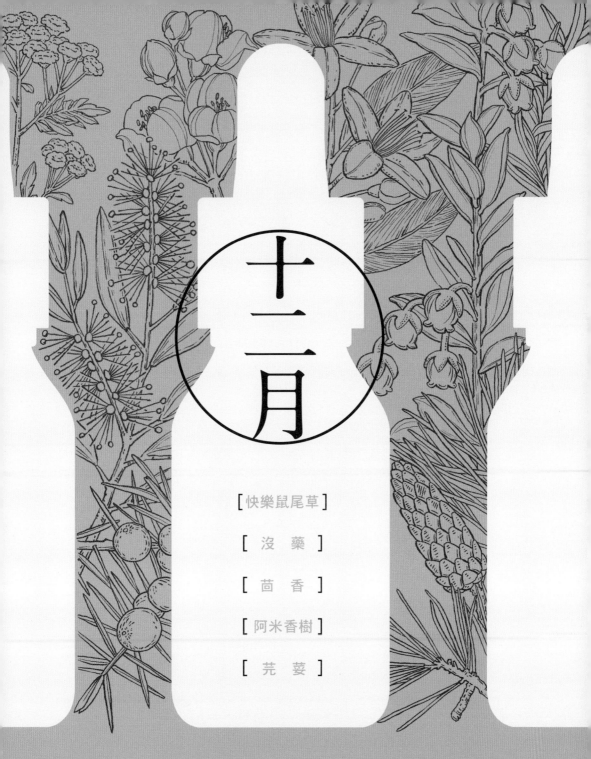

十二月

［快樂鼠尾草］

［ 沒 藥 ］

［ 茴 香 ］

［阿米香樹］

［ 芫 荽 ］

December

│ 節氣 │ 大雪、冬至　　│ 星座 │ 摩羯座　　│ 關鍵字 │ 休生養息、肌膚保養、消化力

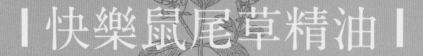

┃快樂鼠尾草精油┃

Salvia sclarea

在中古歐洲，快樂鼠尾草有個很美的名字：「澄澈之眼」，當時的人們用它的汁液來治療眼疾。它的香氣很特別，在獨特又強烈的藥草氣味中，帶著淡淡堅果香氣。它與鼠尾草雖然名稱類似，但成分與鼠尾草並不相同，快樂鼠尾草要安全許多，注意別搞混了。

身心靈功效

★ 含有類雌激素成分，可幫助平衡女性荷爾蒙。

★ 有助放鬆身心，減輕壓力、焦慮和憂鬱等情緒問題。

★ 具有抗痙攣的作用，可減少經痛、肌肉痛等痙攣不適。

★ 是非常好的護髮精油，強健髮質配方必備。

★ 促進消化系統運作，減輕胃脹、消化不良和便秘等。

快樂鼠尾草精油 FAQ

萃取部位	植物全株。
辨識品質	透明到淡黃色，有一種強烈的獨特氣味，類似草本、樹木和辛辣味道的混合。
使用禁忌	鎮靜效果強烈，可能使注意力難集中，不建議開車前使用，也不要在飲酒前後使用，易反胃。不宜讓孕婦、蠶豆症、嬰幼兒接觸。
保存期限	2-3年。過期或變質皆建議不要繼續使用。

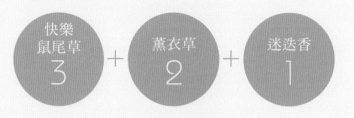

[加分精油 → 依蘭 2]

研究發現快樂鼠尾草可以降低頭皮油脂分泌，改善頭皮狀態，減少頭皮屑和脫髮等。另外一項研究則指出，它透過增加頭皮的毛囊數量和深度，促進頭髮生長和健康。搭配另外兩款知名護髮精油，整體香味迷人。

NOTE 以 5% 的比例添加在洗髮精、護髮素或護髮油中。

[加分精油 → 玫瑰 2]

快樂鼠尾草在女性生理照顧上有多種功效，包括舒緩經痛和更年期症狀、調經等。搭配有助於婦科保養的的天竺葵，以及香氣放鬆安撫的薰衣草。可擴香或吸嗅，與基底油調成5%按摩油，按摩於下腹部和腰部，有助於調節經期、緩解經痛。

338

樂在工作

靈活的空氣氛圍，讓身心輕盈，進展更快速。

快樂
鼠尾草
2
+
絲柏
3
+
甜橙
3

[*加分精油 → 迷迭香 2*]

如果工作無法順利進行是因為太過焦慮或緊張，可以試試看這款同時帶來鎮靜與激勵感的配方。快樂鼠尾草的香氣複雜多變，有助於緩解壓力，促進身心放鬆。絲柏能讓你感覺更穩定並充滿自信，甜橙活潑的果香，則能帶來元氣和創造力。

339

快樂的所在

好像連空氣都在跳舞，令人沉醉的愉快香氛。

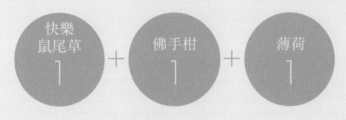

快樂
鼠尾草
1
+
佛手柑
1
+
薄荷
1

[*加分精油 → 檸檬 1*]

快樂鼠尾草強烈鮮明的香氣，能帶來充滿光明的幸福感受。佛手柑清新甜美的柑橘與花香調，讓整體氣氛更歡愉，薄荷清涼的草本氣味，則讓空氣更流動。在客廳、大廳等公共空間擴香使用，能讓環境更有個性，同時帶來振奮的情緒。

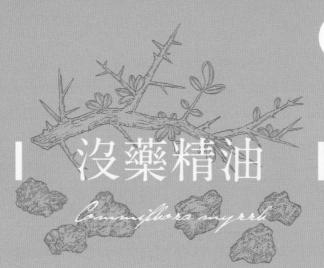

沒藥精油

Commiphora myrrh

沒藥是東方三博士獻給新生耶穌的三樣禮物之一，苦中帶甜的深沉香氣，自古就常與苦痛、死亡與復活相連結。在古埃及，製作木乃伊和宗教儀式上都會使用沒藥，貴族們也會用於香氛、護膚或護髮。在中東地區和西方，沒藥也廣泛應用於傳統醫學中，一般認為有消炎、止痛、殺菌等功效。

身心靈功效

★ 祛痰、抗菌特性，可舒緩呼吸系統的不適。

★ 顯著的抗炎和鎮痛效果，並能能促進傷口癒合。

★ 對抗自由基，撫紋並延緩肌膚衰老。

★ 鎖住頭髮中的水分，防止乾燥和斷髮。

★ 讓情緒恢復鎮定，增強心靈的自信和平靜。

沒藥精油 FAQ

萃取部位	樹脂。
種類	除了一般的沒藥比較常見的還有甜沒藥（Commiphora erythraea），因凝固後呈紅褐色也叫做紅沒藥。它的香氣比起一般沒藥更甜，常用於香水調配上。
辨識品質	深棕或紅棕色，質地非常黏稠。多來自東非或阿拉伯等沒藥樹的主要產區。
使用禁忌	目前並無具體案例禁用，但懷孕初期仍請諮詢醫師意見，並以空間擴香為主，避免胸腹部局部的按摩及高濃度接觸。
保存期限	3年。放越久沒藥會越黏稠、色澤越深、香味越甜美，不過功效會隨之減弱。

340

滋潤溫暖的氣味

適合冬日的呼吸配方，
除了抗病毒，也能保養呼吸道。

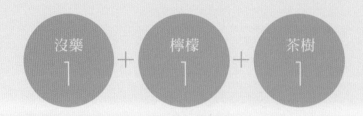

沒藥 1 + 檸檬 1 + 茶樹 1

[加分精油 → 乳香 1]

這款擴香配方可以改善空氣品質，特別適合入冬時節，家裡老小容易著涼之際使用。沒藥、檸檬和茶樹都有抗菌抗病毒和提高免疫力的功效，可預防感冒和其他呼吸系統疾病。沒藥溫暖的香氣也能為乾燥的呼吸道帶來滋潤。

341

冬日養肌

天氣寒冷又乾燥，
肌膚也需要深層的保養與呵護。

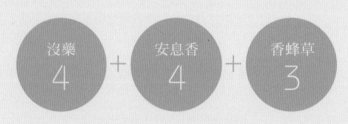

沒藥 4 + 安息香 4 + 香蜂草 3

[加分精油 → 天竺葵 3]

沒藥和安息香都來自樹脂，除了香氣溫暖厚實外，也擁有較強的滋潤力，能改善皮膚粗糙、促進傷口癒合以及肌膚再生。香蜂草能平衡油脂分泌和舒緩。在滋潤皮膚的同時，提升肌膚天然防禦力。

(NOTE) 以 5% 濃度調和基底油後按摩。

12 月 7 日 /

大雪休生養息

在適合靜養休息的日子，以沉穩的香氣溫暖身心。

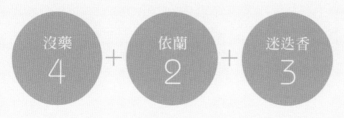

沒藥 3 ＋ 薰衣草 3 ＋ 苦橙葉 2

[加分精油 → 茉莉 1]

大雪是一整年陰氣最重的一天，也是保養進補的最佳時機。一年當中的此時光照少，以寧靜為本，沒藥能鎮靜情緒，調神靜心，是大雪用油首選。搭配香氣相對輕盈的薰衣草、苦橙葉，讓氣味多些草木花香，整體配方能減輕壓力，讓內心恢復平和。

12 月 8 日 /

343

埃及美髮秘方

相傳埃及艷后就是以沒藥，養出迷倒眾人的烏黑秀髮。

沒藥 4 ＋ 依蘭 2 ＋ 迷迭香 3

[加分精油 → 薰衣草 3]

沒藥具有抗菌、消炎作用，能減輕頭皮問題，並增加髮絲的水潤光澤感。加上香氣醉人的依蘭，有助於修護受損頭髮，迷迭香則有改善頭皮屑和防止落髮的功效。

NOTE 可直接加入洗髮精或護髮素中使用。也可以用基底油調配 5% 濃度在洗髮後按摩髮絲與頭皮至吸收。

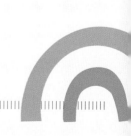

344

異國香氛浴

享受浪漫歷史情懷，
在亙古香氣中泡個澡吧。

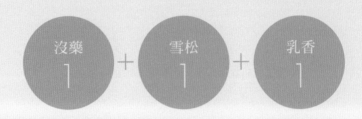

沒藥 1 + 雪松 1 + 乳香 1

[*加分精油 → 茉莉 1*]

這幾支精油都和埃及有文化淵源，沒藥和乳香也是古代用於保養的成分。沒藥消炎鎮靜，能減輕皮膚發炎和過敏反應；雪松能減少毛孔擴張和油脂分泌，平衡肌膚油質，乳香則能促進皮膚的修復。

NOTE 可用酒精以 1:3 稀釋後使用，泡澡浴缸可滴入 5-10 滴，盆浴或足浴則 3-5 滴。

345

青春永駐

保養臉部的超奢華配方，
溫柔撫平歲月的痕跡。

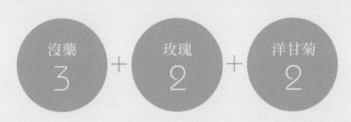

沒藥 3 + 玫瑰 2 + 洋甘菊 2

[*加分精油 → 檀香 2*]

沒藥和玫瑰都是埃及艷后喜愛的保養用油。玫瑰具有保濕作用，能促進皮膚的彈性及光澤，與沒藥共同具舒緩肌膚、減輕發炎和抗衰老的功效。洋甘菊是公認的抗炎和抗氧化極佳用油，有助減輕肌膚敏感和刺激。

NOTE 以玫瑰果油為基底油，3% 用於臉部，5% 用於身體。

12 月 11 日 /

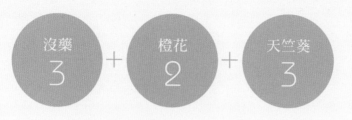

[加分精油 → 茉莉 2]

貴族氛圍香水

細膩精緻、優雅華美，
魅力全開的高貴香氣。

沒藥和橙花都是香水常見的原料。這款配方有橙花的清純優美，天
竺葵溫暖又帶著草本氣息的花香，香甜而深沉的沒藥，則延伸出甜
美溫暖又帶著神秘感的個性尾韻。

NOTE 以 5-10 倍的 95% 酒精稀釋，放置 2 天以上即可使用。

---

12 月 12 日 /

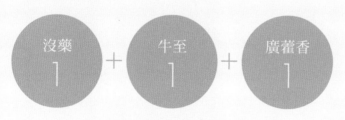

[加分精油 → 百里香 1]

來自遠古的智慧

沒藥殺菌、消炎的作用，
不論東西方都久有記載。

這款配方可以處理皮膚搔癢、濕疹與香港腳這類的肌膚問題，搭配
的幾款精油都比較刺激，但是共同具備了抗炎、鎮靜、抗菌和舒緩
作用，並能減緩難受的搔癢感。

NOTE 以 5-10% 濃度調和基底油後塗抹，避免接觸身體敏感部位。

沒藥精油

348

難言之隱

針對女性私密處的保養用油，成分溫和，香氣清新。

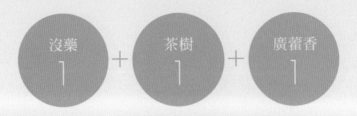

[加分精油 → 薰衣草 1]

能解決常見又難以解決的女性困擾：私密處搔癢。以溫和抗菌的茶樹和薰衣草，搭配同樣能處理私密處感染問題的沒藥，帶來清新舒緩的感受。建議以盆浴的方式進行。

NOTE 先以 95% 酒精以 1：5 比例稀釋，使用時一盆水約倒入 2-3ml 進行盆浴，一次約 10 分鐘。

349

愛人的擁抱

光滑膚觸與迷人香氣，訂製一個完美擁抱。

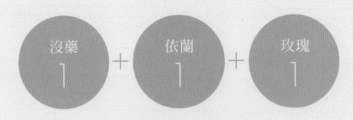

[加分精油 → 橙花 1]

冬天是適合擁抱彼此、分享體溫的季節。這款按摩油的香氣迷人，同時也有滋潤並提高肌膚光滑度的效果。沒藥溫暖而濃厚的樹脂味，搭配上依蘭與玫瑰不同層次的馥郁花香，讓氣氛更浪漫。

NOTE 以 5% 濃度調和基底油後按摩。

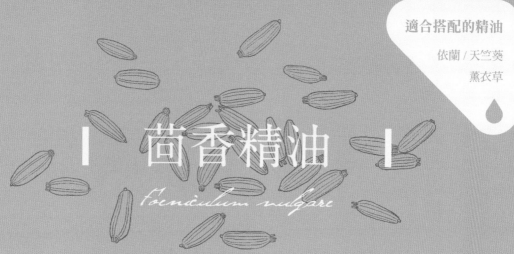

茴香精油

foeniculum vulgare

原生於歐洲南方，中國、印度與埃及人很早就開始將茴香當作調味料與藥品使用，並不約而同地發現茴香有促進泌乳的功效，印度至今仍以茴香製作飯後點心。而它辛辣溫暖的氣味，常給人回家般的感受。

身心靈功效

★ 促進胃腸道蠕動，幫助消化，緩解胃部不適。

★ 含有植物雌激素，可調節更年期不適和月經不規則。

★ 促進尿液排泄，幫助排出體內多餘的水分和毒素。

★ 抗炎保濕，使肌膚更緊緻健康。

★ 溫暖的特質能使心靈放鬆，緩解壓力與焦慮。

茴香精油 FAQ

萃取部位	種子。
種類	芳療上最常見的是甜茴香（Sweet Fennel），用於美容、放鬆和調理腸胃道。另外還有類似但較少見的苦茴香、洋茴香、藏茴香等，成分各異，購買時需注意名稱。
辨識品質	淡黃色至無色透明，帶有濃郁香料氣息。
使用禁忌	孕婦、兒童不宜使用，哺乳中婦女請遵循醫師的建議使用。目前並無蠶豆症患者不能使用茴香的案例，但仍需謹慎為宜。
保存期限	2-3年，過期後可能變質，建議不要使用。

350

美麗存摺

從今天起開戶你的美麗存摺，累積未來的自信與魅力。

茴香
2

+

天竺葵
2

+

薰衣草
3

[*加分精油 → 玫瑰 2*]

茴香有助於改善肌膚彈性和緊實度，減少皺紋和細紋。天竺葵除了迷人的香氣，也特別適合成熟型的肌膚，能讓肌膚紅潤、保持活力，香氣甜美的薰衣草則能安撫過敏並為肌膚保濕。

(NOTE) 調配成 3% 濃度的按摩油，輕輕按摩臉部與頸部，每兩日使用一次。

351

兒時記憶

用茴香喚起溫馨的老家，讓它在香氣中永不褪色。

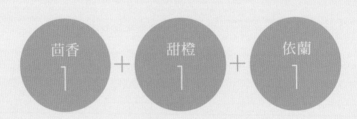

茴香
1

+

甜橙
1

+

依蘭
1

[*加分精油 → 檜木 1*]

嗅覺直接連結大腦記憶區，因此香料類精油常能勾起熟悉而美好的回憶。茴香的暖香，令人憶起兒時廚房燉著的滷肉。甜橙像是餐桌上不時出現的新鮮水果氣息，溫暖芬芳的依蘭，則是媽媽身上的幽幽香氣。

12 月 17 日 /

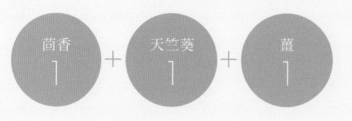

茴香 1 + 天竺葵 1 + 薑 1

[加分精油 → 洋甘菊 1]

茴香的香料氣息,為冷冷的冬日帶來溫暖與安慰,常出現在家常料理中的薑,擁有祛寒和溫和滋補的功效。天竺葵的草木花香中帶著粉而香甜的暖意,也為心靈帶來平衡與溫度。

寒流預報

讓氣味溫暖的配方,把寒冬阻擋在家門外。

---

12 月 18 日 /

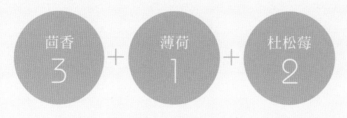

茴香 3 + 薄荷 1 + 杜松莓 2

[加分精油 → 薑 1]

茴香能快速緩解腹脹、腹痛和消化不良等情況,薄荷對胃脹氣有很好的緩解效果,杜松莓則有加速流動、幫助身體淨化排毒的能力。十二月聚餐多,難免飲食過量,以此配方協助辛苦加班的腸胃吧。

火鍋日好搭檔

火鍋吃到飽專用配方,回家揉揉肚子,就能重拾輕盈。

NOTE 稀釋成 5% 按摩油,以肚臍為中心,順時針方向揉壓轉圈。

354

紓解工作疲勞、預防頭痛，為特別疲倦的日子準備的配方。

儲備明天的能量

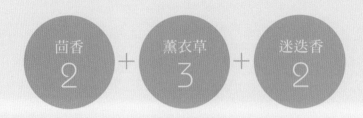

茴香 2 + 薰衣草 3 + 迷迭香 2

[加分精油 → 花梨木 2]

茴香能有效減輕壓力和緊繃感，搭配舒緩放鬆的薰衣草，以及有助於維繫精神力量的迷迭香。下班後不妨以此擴香，做些喜歡的事，讓香氣陪伴辛苦了一天的自己。

355

在陰鬱冬日，提振心理能量的配方。

陰天也有好心情

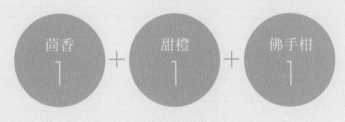

茴香 1 + 甜橙 1 + 佛手柑 1

[加分精油 → 絲柏 1]

茴香的辛香香料氣息和甜橙的柑橘香搭配起來，在溫暖中帶著輕快的活力，看著陰雨綿綿的天氣，更感受到室內空間的溫馨舒適。佛手柑清新的香氣能抗憂鬱並振作精神。

┃ 阿米香樹精油 ┃

Amyris balsamifera

阿米香樹原產於海地。因為油脂含量極高，木材燃燒時就像蠟燭般穩定明亮，當地漁民會以阿米香樹來製作火炬照明，又稱為蠟燭樹。阿米香樹是香水工業中常見的定香劑，淡雅的香味近似檀香，因此有西印度檀香的別名，事實上兩者是完全不同科屬的植物。

身心靈功效

★ 有助於減輕壓力、平衡情緒，適合用於冥想。

★ 保濕和抗氧化特性，有助於滋養皮膚、減少皺紋。

★ 抗菌和抗病毒功效，協助身體抵禦感染和疾病。

★ 能清除呼吸道中的痰液，促進呼吸順暢。

★ 鎮靜與放鬆的效果佳，可緩解失眠，並帶來深度睡眠。

阿米香樹精油 **FAQ**

萃取部位	枝幹。
辨識品質	呈淡淡的黃色，性狀偏濃稠。價格應較檀香精油低。
使用禁忌	目前無資料顯示阿米香樹精油對孕婦、小孩、蠶豆症有危害的紀錄，不過使用上還是要謹慎為宜。
保存期限	保存得宜下可以放置超過3年以上，且品質更佳。

356

平和冥想曲

心情平和，內在穩定，
感受真正的放鬆。

12 月 21 日 /

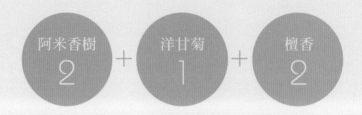

阿米香樹 2 + 洋甘菊 1 + 檀香 2

[*加分精油 → 乳香 1*]

阿米香樹的溫暖木質氣息如大地般穩重，讓心靈找到歸屬。而洋甘菊的甜潤花香，宛如夜裡的一抹月光，柔和而治癒，搭配檀香輕撫每一絲疲憊，平滑浮躁的思緒，讓每一次呼吸都變得輕盈而自由，心如湖水般平靜無波。

357

冬至團圓

和家人一起吃碗熱騰騰的湯圓，
團聚迎接一年最後的節氣。

12 月 22 日 /

阿米香樹 2 + 野橘 2 + 茴香 1

[*加分精油 → 肉桂 1*]

冬至是全年日照最短的一天，這天過後陽氣就會開始回升了。以阿米香樹穩定這一天的能量、保護氣場，加上甜美的野橘和氣味辛香的茴香，既補充陽氣，也為全家團聚的熱鬧氛圍增添暖意。

358

12 月 23 日 /

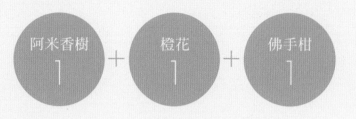

阿米香樹
1

＋

橙花
1

＋

佛手柑
1

[*加分精油 → 薰衣草 1*]

阿米香樹濃郁甜美的木質香氣，能幫助摩羯座緩解內心波瀾與緊張，增強自信。橙花能讓精神放鬆並減輕壓力，親切的佛手柑則有助促進社交和溝通能力，讓你在人際互動中更加得心應手。保持內在的強大與冷靜，成為你追求目標時的助力。

守護摩羯座

讓理性堅韌、沉穩內斂的你，
不被任何外界事物動搖。

359

12 月 24 日 /

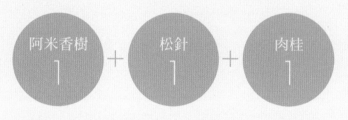

阿米香樹
1

＋

松針
1

＋

肉桂
1

[*加分精油 → 野橘 1*]

松針擁有松樹枝葉的甜美香氣，帶來節慶氛圍。肉桂是傳統的聖誕香料氣息，讓人聯想到蘋果派、餅乾和熱紅酒，增添這一天的溫暖和甜蜜。阿米香樹則帶來穩定的木香，同時還負責為配方定香，讓幸福感持續擴散。

聖誕樹下的禮物

高大的聖誕樹下，
是送給親愛家人的滿滿祝福。

360

聖誕節的早晨

心愛的人都平平安安在身邊，就是最寧靜的喜悅。

12 月 25 日 /

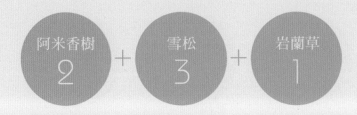

阿米香樹
2
+
雪松
3
+
岩蘭草
1

[*加分精油 → 檜木 2*]

想像聖誕節早晨獨自醒來，空氣中瀰漫著的淡淡香氣……阿米香樹帶著暖調的木質香，搭配擁有香甜樹脂氣味的雪松，以及擁有泥土溫暖氛圍的岩蘭草。以這款配方表達內心深處的滿足。

361

男神氣質

阿米香樹是香水中常見的原料，以這款配方詮釋完美的男性魅力。

12 月 26 日 /

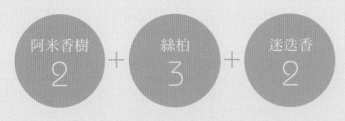

阿米香樹
2
+
絲柏
3
+
迷迭香
2

[*加分精油 → 松針 2*]

阿米香樹賦予香水柔和而穩定的基調，帶來低調內斂的成熟氣質。絲柏深邃的木香展現自信和堅定，香氣相對輕盈的迷迭香，則予人想法靈活、清爽而有活力的第一印象。

NOTE 以 5-10 倍的 95% 酒精稀釋，放置 2 天以上即可使用。

中性護手油

男女皆宜，
入冬必備的護理良品。

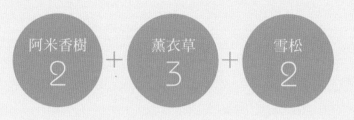

阿米香樹
2

＋

薰衣草
3

＋

雪松
2

[*加分精油 → 乳香 2*]

阿米香樹的香氣持久，男女皆宜，同時能滋潤乾燥肌膚、促進細小
傷口癒合並抗發炎。薰衣草的香氣接受度高，有溫和抗菌、修復與
舒緩肌膚的作用，雪松則能加強滋潤的效果。

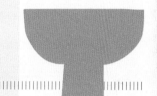

◆ 十二月精油關鍵字

一年當中日照最短的日子，需要一些擁有陽性氣質
的精油，幫助身心帶來溫暖與穩定。快樂鼠尾草、
沒藥、茴香和阿米香樹擁有不同層次的溫暖特質，
此外茴香和芫荽也有助於緩解這段時間大吃大喝的
消化不良。

快樂鼠尾草：子宮
沒藥：重生
茴香：幫助消化
阿米香樹：平和
芫荽：暖心

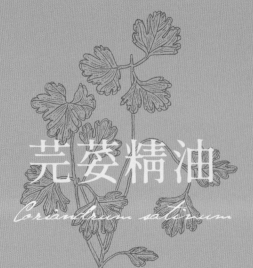

適合搭配的精油

佛手柑/薄荷
薰衣草

芫荽精油
Coriandrum sativum

芫荽就是讓人愛恨分明的香菜，不過因為精油取自種子，香氣和烹飪所使用的香菜葉並不完全相同，為木質、柑橘加上微甜的香料味。芫荽在阿拉伯半島、歐洲、印度與中國都是歷史悠久的常見香草，由於香氣獨特又有助於消化，時常用於料理或飲品。

身心靈功效	★ 緩解消化不良、脹氣、胃痙攣，促進消化液分泌。
	★ 抗菌，有至於預防和治療皮膚感染。
	★ 抗炎與鎮痛，能緩解肌肉疼痛，適合運動後使用。
	★ 改善血液循環，促進新陳代謝。
	★ 激勵精神、調節情緒並為身體補充元氣。

芫荽精油 FAQ

萃取部位	種子。
種類	芫荽多為種子萃取，不過也有芫荽葉精油。兩者主成分與功效不同，氣味也有明顯差異。
辨識品質	香氣獨特，呈淡黃至橙黃色，質地應為清澈透明，不太過黏稠。
使用禁忌	芫荽屬於香味強勁明顯的精油，雖無相關案例禁止懷孕、嬰幼兒接觸，但宜謹慎，避免強烈氣味引起的不適。
保存期限	2-3年。因其主成分的活性極大，氧化或過期不建議使用。

12 月 28 日／

護膚聖品

少量添加在日常保養品中，讓修復效果更全面。

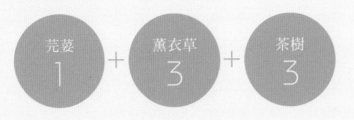

[加分精油 → 乳香 2]

芫荽對於皮膚問題有出色的修復效果，並能舒緩發炎。茶樹以強大的抗菌特性提供額外的保護，薰衣草則能舒緩皮膚刺激。無論是用於日常保養，或針對小狀況進行修復，都能有效提升保養效果，讓肌膚保持在最佳狀態。

NOTE 以 1-2% 的比例調入保養品如乳霜、按摩油、乳液中使用。

---

12 月 29 日／

工作穩定劑

擺脫工作焦慮，保持內心的穩定。

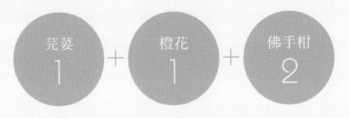

[加分精油 → 雪松 2]

芫荽擁有明亮、活潑且帶有甜味的草香，對身心有激勵的效果。若喜歡這種香氣，可以將其與舒壓類精油搭配使用，調節工作情緒。橙花能驅散無謂的緊張，佛手柑的果香帶來愉快氣氛。

365

清爽解膩

料理中畫龍點睛的香菜，用在按摩也能幫助消化解膩。

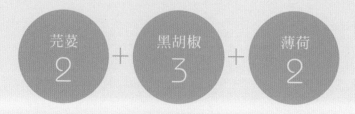

芫荽 2 + 黑胡椒 3 + 薄荷 2

[加分精油 → 薑 2]

芫荽針對促進消化有相當出色且全面的效果，搭配上同為香料類精油的黑胡椒，刺激腸胃道蠕動，涼涼的薄荷則能舒緩腹脹，並解除消化不良或反胃的感受。

NOTE 以 5% 濃度調和基底油後，於飯後按摩下腹部。

366

肌膚不用長一歲

跨年的這一天，讓皮膚永保年輕。

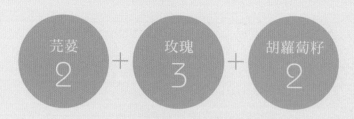

芫荽 2 + 玫瑰 3 + 胡蘿蔔籽 2

[加分精油 → 檀香 2]

芫荽能保護皮膚免受自由基的侵害，加上玫瑰強大的抗老與美白作用，改善皮膚質地。胡蘿蔔籽在美白之外還能促進皮膚再生。以完美的美肌配方迎接新的一年。

NOTE 以 1-2% 調入保養品或基底油，用於臉部及身體保養。

各精油下的數字為「配方編號」，可以參照查詢手邊的精油是否有適用的配方。
精油名稱以筆畫順序排列。

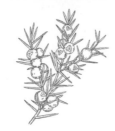

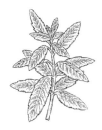

●馬鬱蘭

061、062、063、064、065、066、
148、159、172、194、217、234、
236、281

●迷迭香

001、017、022、023、024、027、
029、033、037、046、047、048、
049、050、051、052、053、066、
069、071、097、113、118、120、
122、129、131、134、137、143、
155、169、173、189、196、199、
230、243、260、307、308、315、
320、328、335、336、343、354、
361

●甜橙

009、028、034、038、041、075、
084、095、105、108、118、142、
165、178、188、192、206、214、
258、266、267、275、304、305、
310、320、321、322、323、324、
325、326、338、351、355

●桂花

207、244、245、246、247、248、
267

●茴香

011、032、130、161、273、296、
350、351、352、353、354、355、
357

●茶樹

006、067、070、071、090、094、
116、121、123、126、128、133、
135、136、137、138、139、140、
141、142、143、154、197、263、
289、294、340、348、363

[1 1 劃]

●荳蔻

213

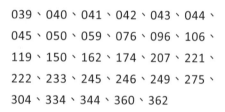

●雪松

039、040、041、042、043、044、
045、050、059、076、096、106、
119、150、162、174、207、221、
222、233、245、246、249、275、
304、334、344、360、362

●野橘

167、205、228、229、230、231、
232、289、282、300、328、357

[1 2 劃]

●黑胡椒

024、027、028、029、030、031、
044、146、266、365

●黑松

080、081、082、083、084

●絲柏

005、011、035、043、046、050、
082、084、092、093、094、095、

●薑

013、019、020、021、022、023、
024、025、026、028、033、111、
152、158、162、213、300、352

[1 8 劃]

●檸檬

002、006、016、018、031、046、
052、065、067、072、080、082、
092、096、115、120、124、127、
153、170、189、193、210、211、
214、219、231、238、255、256、
257、258、259、260、261、274、
282、288、294、299、303、307、
314、320、321、332、340

●檸檬香茅

066、197、198、199、200、201、
202、203、204、270、316

●薰衣草

003、014、016、019、023、030、
036、041、048、053、054、059、
061、064、065、068、075、077、
078、080、081、085、091、099、
100、102、112、116、124、133、
135、137、139、141、148、149、
152、164、171、176、184、190、
199、200、203、214、215、216、
217、218、219、220、221、228、
229、239、242、259、262、263、
269、271、276、278、289、285、

286、290、302、303、309、313、
318、322、330、332、336、337、
342、350、354、362、363

[1 9 劃]

●羅勒

029、107、269、270、271、272、
273、274

[2 5 劃]

●欖香脂

331、332、333、334、335

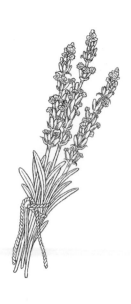

精油配方 366

60種基礎精油／366個日常配方
用香氣開啟你的每一天

作　　者 ｜ 林采蓉 Valerie

責任編輯 ｜ 許芳菁 Carolyn Hsu
責任行銷 ｜ 朱韻淑 Vina Ju
整體裝幀 ｜ 李涵硯 Han Yen Li
版面構成 ｜ 譚思敏 Emma Tan
校　　對 ｜ 楊玲宜 Erin Yang

發 行 人 ｜ 林隆奮 Frank Lin
社　　長 ｜ 蘇國林 Green Su

總 編 輯 ｜ 葉怡慧 Carol Yeh
主　　編 ｜ 鄭世佳 Josephine Cheng
行銷經理 ｜ 朱韻淑 Vina Ju
業務處長 ｜ 吳宗庭 Tim Wu
業務專員 ｜ 鍾依娟 Irina Chung
業務秘書 ｜ 陳曉琪 Angel Chen
　　　　　莊皓雯 Gia Chuang

發行公司 ｜ 悅知文化　精誠資訊股份有限公司
地　　址 ｜ 105台北市松山區復興北路99號12樓
專　　線 ｜ (02) 2719-8811
傳　　真 ｜ (02) 2719-7980
網　　址 ｜ http://www.delightpress.com.tw
客服信箱 ｜ cs@delightpress.com.tw
ISBN：978-626-7537-56-5
首版一刷 ｜ 2025年01月
建議售價 ｜ 新台幣630元

本書若有缺頁、破損或裝訂錯誤，請寄回更換
Printed in Taiwan

國家圖書館出版品預行編目資料

精油配方366：60種基礎精油、366個日常配方,用
香氣開啟你的每一天／Kenny, 林采蓉(Valerie)著.
-- 首版. -- 臺北市：悅知文化精誠資訊股份有限公
司, 2025.01
面 ; 公分
ISBN　978-626-7537-56-5（平裝）
1.CST: 芳香療法 2.CST: 香精油

418.995　　　　　　　　　　　　　113019682

建議分類 ｜ 生活風格‧精油芳療

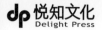
悦知文化
Delight Press

不僅是一冊配方集，更是一位可以「對話」的居家芳療好友。

———————《 精油配方366 》

請拿出手機掃描以下QRcode或輸入以下網址，即可連結讀者問卷。關於這本書的任何閱讀心得或建議，歡迎與我們分享 ☺

https://bit.ly/3ioQ55B

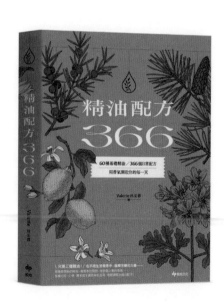

即刻開啟專屬於你的
精油魔法世界！

366個配方不夠玩？

好多問題想問芳療師？

想和上千位精油同好一起聊精油玩精油嗎？

有這本書，你已經擁有鑰匙——

加入我們，就能打開芳療魔法世界大門！

現在就掃描QR Code，加入讀者專享【366天玩精油】

秘密社群，專屬於精油愛好者的魔法世界！

精油旅程從此不孤單，快樂翻倍！錯過可惜！

為什麼一定要加入？你將享受到：

更多配方等著你！ → 書裡的配方只是冰山一角，還有數不清的專屬私房秘笈

只在社群分享！滿滿的驚喜等你挖掘！

專業芳療師隨你問！ → 遇到問題？配方怎麼調？用法有疑問？

專業顧問團隊為你解惑，隨時都能放心玩精油！玩到懂、玩到精！

超多同好陪你一起聊精油！ → 熱烈討論、分享，讓靈感碰撞，大家都在這裡

玩出更多可能。

免費精油講座與活動！ → 不定期舉辦的知識分享會，

幫你快速進階，玩出專家級水平！

頂尖顧問團隊坐鎮！ → 體驗最真實的芳療師關懷，

讓你隨時隨地學到最實用的芳療知識。

這不只是社群，

這是一個熱情洋溢的香草魔法學苑！

你不只是看書，而是和一群志同道合的人

一起探索精油無限可能！

掃描QR Code，立刻享受讀者專屬福利！

讓精油變得更好玩、更專業、更充滿魔法！

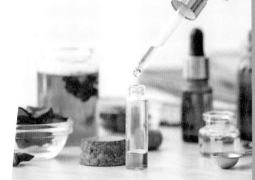

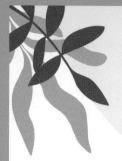

25 年不變的堅持，
與您一起玩精油的精油專家

「因被需要而開始」，是香草魔法學苑的初衷。精油，對於香草魔法學苑的創辦人而言，猶如一抹神奇的魔法，為生活注入繽紛與活力。每一瓶精油的故事、氣味與功效，皆能如數家珍，因著這份無可取代的熱忱，香草魔法學苑誕生了。

✓ 極致的信賴

與每一位顧客都是老朋友，20多年的老交情，成就沒聞過也能直接下單一萬塊的勇氣與信賴。

✓ 99.9%回頭率

圖文很符，最強cp值，精油玩家用過就不想換的高品質。

✓ VIP終身優惠

學苑提供VIP白金會員終身優惠，享有一般會員價9折優惠。

✓ 一對一線上客服

購買前的諮詢、購買後的疑惑，您能以照片、影片的方式隨時與我們互動溝通，這是學苑的承諾，也是給您的保障。

✓ 全台最大「精油知識資料庫」

2000篇文章隨你搜，在這裡，誰都能變身精油專家。

Herbcare 香草魔法學苑
品牌官網

最新特惠消息
LINE 官方帳號告訴你

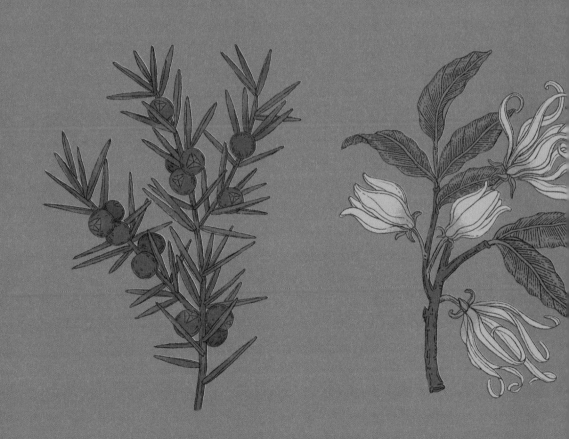

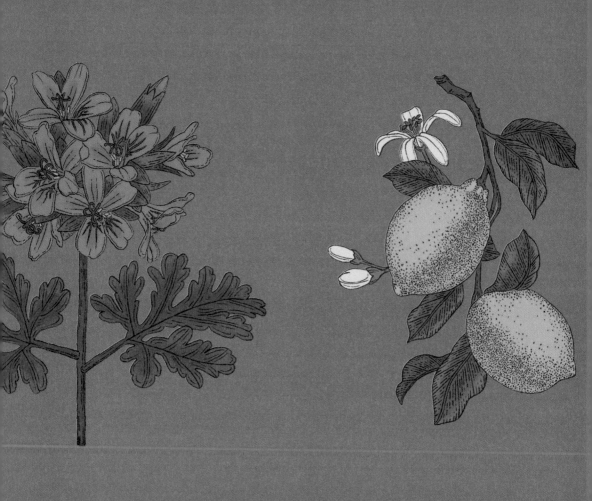

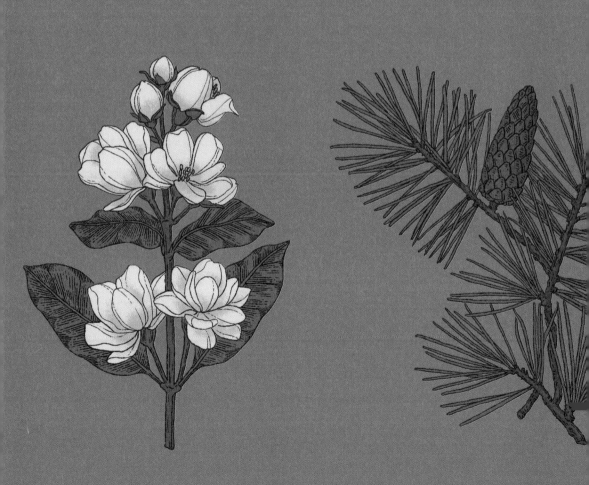

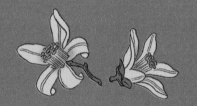

精油配方速查表

後	154 澳洲三寶	171 百毒不侵	176 告別臭腳	190 驟雨浪漫	192 林間清晨	195 快樂居家	197 驅蟲良方	205 大暑靜心
摩	192 林間清晨	204 積極向上	208 專業人士	211 腳踏實地	224 台灣原林	231 大吉大利	238 士氣大振	251 香氣戒癮
悅	180 漫步伊甸	183 夏夜晚香	187 英倫名媛	190 驟雨浪漫	207 浪漫邂逅	215 夏夜美人	235 老派約會	242 陰性能量
原	192 林間清晨	197 驅蟲良方	201 東南假期	224 台灣原林	227 居家森林	253 無憂無慮	257 去味大師	258 香氣旋律
漫	194 香氣度假	202 私奔月球	205 大暑靜心	214 親愛女友	218 古典浪漫	222 增潤抗燥	223 大人暑假	226 檜木浴

PA	190 驟雨浪漫	191 安撫寶貝	194 香氣度假	198 別怕醫生	205 大暑靜心	203 善待自己	214 親愛女友	219 文學香氣
球	207 浪漫邂逅	215 夏夜美人	218 古典浪漫	223 大人暑假	226 檜木浴	247 秋日好眠	254 秋日女香	258 香氣旋律
晨	196 君子之香	201 東南假期	202 私奔月球	212 相聚快樂	227 居家森林	230 美味餐桌	233 香氣沙士	234 行走軟糖
伽	150 身心守護	172 夏至養生	192 林間清晨	195 快樂居家	204 積極向上	206 自信獅子	208 專業人士	211 腳踏實地
膚	152 保養呼吸	174 端午藥浴	181 逆齡抗老	186 經前保養	198 別怕醫生	210 護肝高手	213 腸胃舒服	217 穩定血壓
香	164 回春之王	167 清新夏香	178 孕媽撫紋	184 花香 SPA	189 小暑按摩	199 草莓鼻	209 公主肌	215 夏夜美人
侵	176 告別臭腳	197 驅蟲良方	208 專業人士	227 居家森林	257 去味大師	263 皮膚助手	270 防霉高手	289 洗手時光
旬	187 英倫名媛	189 小暑按摩	206 自信獅子	211 腳踏實地	221 父親節	224 台灣原林	228 淨化磁場	231 大吉大利

假	196 君子之香	206 自信獅子	204 積極向上	208 專業人士	210 護肝高手	212 相聚快樂	221 父親節	224 台灣原林
摩	163 性感女香	165 分娩助手	168 荷爾蒙	177 公主夢	178 孕媽撫紋	184 花香 SPA	186 經前保養	200 媽媽寶寶
寶	229 寶貝時光	232 夏日橘韻	239 狗狗泡澡	253 無憂無慮	261 青檸氣泡	262 癢癢退散	263 皮膚助手	270 防霉高手
生	199 草莓鼻	204 積極向上	216 無暇肌膚	224 台灣原林	237 縝密處女	238 士氣大振	251 香氣戒癮	253 無憂無慮
	175 體貼巨蟹	181 逆齡抗老	195 快樂居家	203 善待自己	217 穩定血壓	219 文學香氣	223 大人暑假	225 除負能量
期	204 積極向上	224 台灣原林	237 縝密處女	251 香氣戒癮	256 青春的詩	271 最佳旅伴	277 乾淨日常	289 洗手時光
味	159 高血壓	171 百毒不侵	172 夏至養生	183 夏夜晚香	189 小暑按摩	191 安撫寶貝	197 驅蟲良方	198 別怕醫生

養	199 草莓鼻	200 媽媽寶寶	209 公主肌	213 腸胃舒服	216 無暇肌膚	220 燙傷幫手	259 白皙逆襲	263 皮膚助手
SPA	221 父親節	225 除負能量	236 處暑補心	240 鬆開創傷	244 肌膚元氣	248 浸潤身心	252 白露潤肺	266 減重幫手
原	183 夏夜晚香	185 玫瑰盛放	187 英倫名媛	188 甜蜜一吻	196 君子之香	212 相聚快樂	214 親愛女友	218 古典浪漫
香	177 公主夢	180 漫步伊甸	184 花香 SPA	194 香氣度假	203 善待自己	215 夏夜美人	223 大人暑假	226 檜木浴
膚	156 超級護腳	162 光澤秀髮	176 告別臭腳	199 草莓鼻	220 燙傷幫手	243 稻草髮	259 白皙逆襲	263 皮膚助手

305 萬聖夜	306 植物擁抱	321 重返童年	328 田園風景	340 滋潤暖香	354 下班充電	357 冬至團圓
359 聖誕禮物	362 中性護手	364 工作穩定				
352 寒流預報	354 下班充電	356 平和冥想	366 人不跨年			
355 陰天心情	360 聖誕早晨					

352 寒流預報	354 下班充電	356 平和冥想				
338 樂在工作	358 守護摩羯	360 聖誕早晨	364 工作穩定			
313 溫補立冬	327 小雪養腎	330 生理痛	340 滋潤暖香	342 休生養息	348 難言之隱	353 火鍋搭檔	365 清爽解膩
341 冬日養肌	343 埃及美髮	344 異國香氛	345 青春永駐	350 美麗存摺	362 中性護手	363 護膚聖品	366 人不跨年

364 工作穩定	365 清爽解膩						
296 荷爾蒙	303 以油養膚	308 鋼絲救星	312 溫柔香氛	315 日常護髮	317 媽媽保養	330 生理痛	337 美麗根本
327 小雪養腎	333 暖心空間	340 滋潤暖香	341 冬日養肌	345 青春永駐			
310 寶寶專用	318 玫瑰天堂	321 重返童年	336 護髮魔法	341 冬日養肌	347 遠古智慧	353 火鍋搭檔	355 陰天心情
							357 冬至團圓

361 男神氣質				
346 貴族香水	347 遠古智慧	352 寒流預報	354 下班充電	366 人不跨年